医护人员专属！

告别慢性腰痛的锻炼手册

○ 闫琪 董玉雷 编著

● 裴萍 绘

人民邮电出版社

北京

图书在版编目（CIP）数据

医护人员专属！告别慢性腰痛的锻炼手册 / 闫琪，董玉雷编著；裘萍绘. -- 北京：人民邮电出版社，2025. -- ISBN 978-7-115-67716-7

Ⅰ. R681.505-62

中国国家版本馆 CIP 数据核字第 20253FY768 号

免 责 声 明

内 容 提 要

本书是专为医护人员打造的腰痛预防与改善指南。本书共5章。第1章首先深入探讨了医护人员腰痛的常见原因；第2章阐述了医护人员应养成的预防腰痛的良好习惯；第3章重点讲解了预防和改善医护人员腰痛的锻炼方法；第4章针对不同场景，为医护人员提供了专业的锻炼计划；第5章针对腰痛的其他问题，还给出了详细的解答。本书每个动作都配有详细的动作说明和图示，部分动作还配有视频，确保医护人员能够安全、有效地进行锻炼。希望广大医护人员在阅读本书后，能够远离腰痛困扰，保持身体健康与活力。

◆ 编　著　闫　琪　董玉雷

　　绘　　　　裘　萍

　　责任编辑　刘日红

　　责任印制　彭志环

◆ 人民邮电出版社出版发行　　　北京市丰台区成寿寺路 11 号

　　邮编　100164　电子邮件　315@ptpress.com.cn

　　网址　https://www.ptpress.com.cn

　　北京盛通印刷股份有限公司印刷

◆ 开本：880×1230　1/32

　　印张：3.375　　　　　　　2025 年 9 月第 1 版

　　字数：111 千字　　　　　　2025 年 9 月北京第 1 次印刷

定价：42.00 元

读者服务热线：(010)81055296　印装质量热线：(010)81055316

反盗版热线：(010)81055315

前言

本书旨在为医护人员提供一份专业的腰痛预防与改善指南。

作为守护人民健康的卫士，医护人员却很少关注自身的健康。腰痛在医护人员中的发病率尤其高。我曾经多次到各家医院举办讲座，介绍功能性训练理论，并指导很多医护人员通过功能强化锻炼有效改善了腰痛症状。然而，我个人的宣传能力毕竟有限，为了帮助更多的医护人员预防和改善腰痛，我与人民邮电出版社约定，出版这本书。

这本书的另外一位作者董玉雷医生来自北京协和医院骨科，在脊柱治疗方面拥有丰富的临床经验。作为一名医护工作者，董医生对这一群体的需求有着更深的理解。我们携手合作，希望能为广大医护人员的健康贡献一份力量，让这些"白衣天使"在守护患者健康的同时，也能关注并维护自己的身体健康。

闫琪

2025 年 6 月

视频访问说明

本书提供了部分动作在线视频，您可以按照以下步骤，获取并观看本书在线视频。

1. 点击微信聊天界面右上角的"+"，弹出功能菜单（图1）。

2. 扫描动作页面上的二维码（图2），会出现视频名称列表（图3）。

  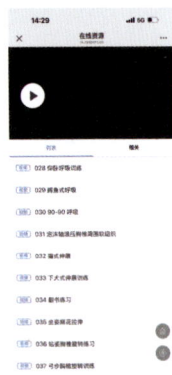

图1   图2   图3

3. 点击任意动作名称，会弹出图4的弹窗。点击"允许"后填写图5的相关信息，然后点击"登录"。手机会返回动作名称列表，点击动作名称即可观看视频（图6）。

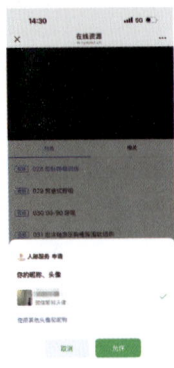 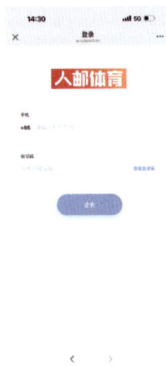 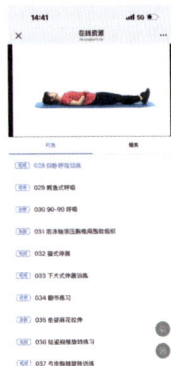

图4   图5   图6

目录

注：以下情况不能进行本书中的功能训练。

· 无法主动进行练习

· 有开放性伤口

· 存在骨折、关节结构被严重破坏或严重错位等明显的结构问题

· 处于急性疼痛期

· 有其他不适宜运动的疾病

· 在练习时疼痛加剧

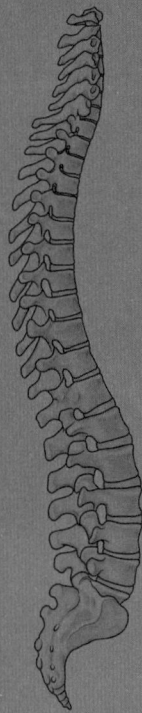

第 1 章
医护人员腰痛的常见原因

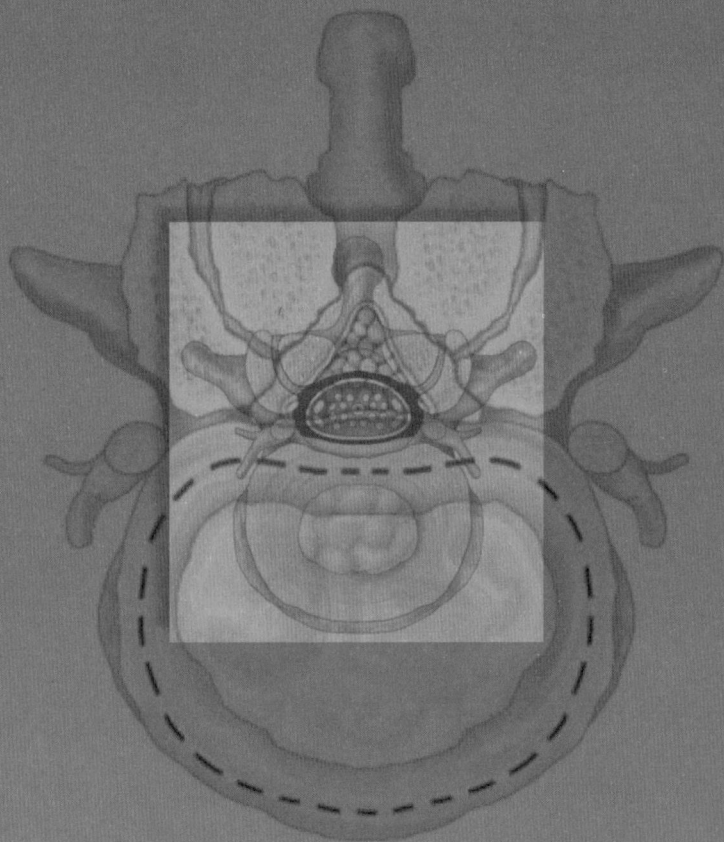

01
CHAPTER

1.1 探索腰痛的多重根源

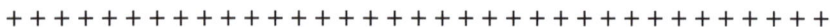

+ +

1.1.1 腰痛的解剖学基础

● 认识人体的"大梁"——脊柱

脊柱是人体的"大梁"，脊柱包含 7 节颈椎、12 节胸椎、5 节腰椎、5 节融合到一起的骶椎，以及 4 节退化的尾椎（见图 1-1）。

新生儿的脊柱是平直的。从婴儿开始抬头、坐立、站立，脊柱逐渐形成颈前凸、胸后凸、腰前凸和骶后凸 4 个生理弯曲（见图1-1）。

脊柱具有支撑、运动、保护的功能，是人体运动系统的核心结构。

腰椎位于脊柱的下部，上方承接躯干的重量，下方与骶骨和骨盆连接。腰椎负重大，并且由于没有胸廓的限制，具有较大范围的活动，因此也更加容易发生损伤和退变。

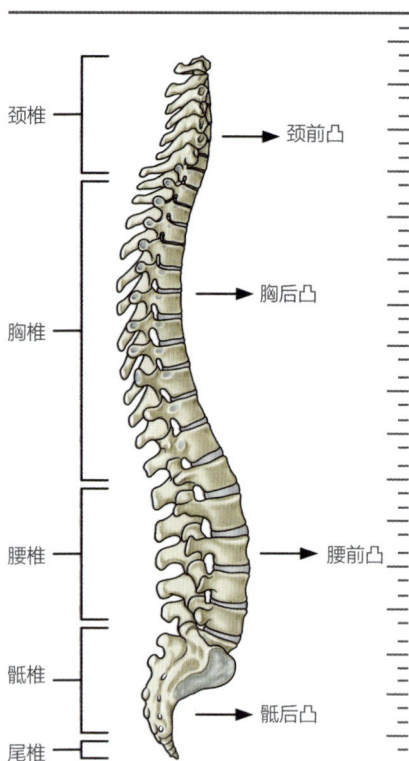

腰椎包含 5 块椎骨（L1 至 L5）

颈椎 —— 颈前凸

胸椎 —— 胸后凸

腰椎 —— 腰前凸

骶椎 —— 骶后凸

尾椎

图 1-1 脊柱侧位示意图

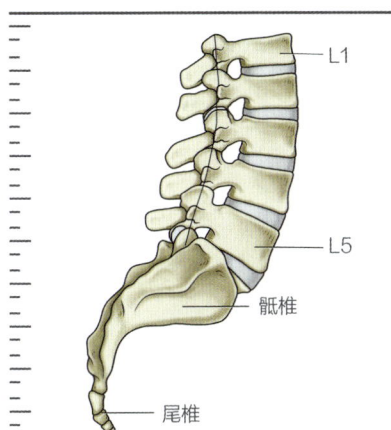

图 1-2　腰椎侧位示意图，可见 5 块
椎骨通过椎间盘和关节突连接

（见图 1-2），每块椎骨之间通过椎间盘、关节突关节、韧带相互连接。腰椎周围附着有椎旁肌肉，肌肉表面有一层腰背筋膜，这些共同构成一个既有良好支撑性，又有弹性和运动功能的复合结构。

● 腰椎的"脆弱点"

腰椎椎骨宽大而扁平，具有良好的支撑性，椎骨内部主要是松质骨，由细密的骨小梁交叉构成。

中老年，尤其是绝经后的女性，骨量逐渐流失，从而出现骨质疏松（见图 1-3）。

骨质疏松会导致慢性腰背痛，轻微外伤就可能导致骨小梁断裂，出现椎体压缩性骨折，从而导致急性腰痛。

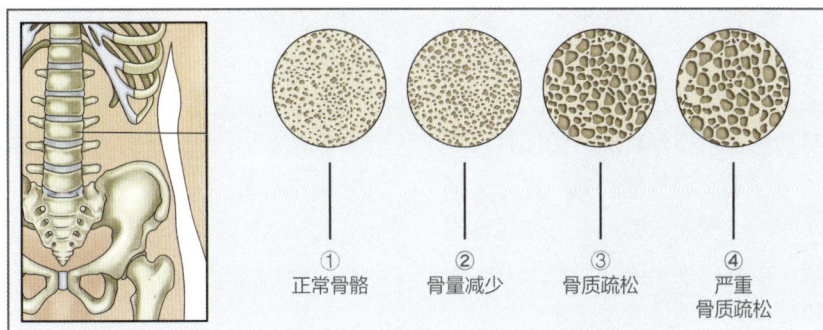

图 1-3　随着年龄增加，椎骨内的骨小梁逐渐稀疏，从而出现骨质疏松

腰椎间盘（见图1-4）是两个椎体之间的弹性软骨盘，由外层的纤维环和内部的髓核组成。椎间盘能够吸收震荡，减轻压力。

椎间盘血运较差，各种微小损伤后，难以进行修复，后方的纤维环出现裂隙，退变的髓核就可以通过裂缝"疝出"，这就是腰椎间盘突出（见图1-5）。

椎间盘属于人体中的"易损件"，一定要加倍爱护。

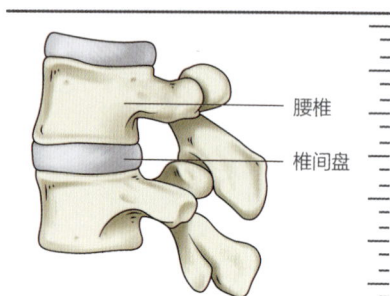

腰椎

椎间盘

图1-4　腰椎间盘示意图

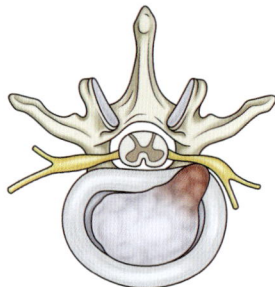

图1-5　腰椎间盘突出示意图

● 腰椎也会"掉链子"

腰椎椎骨后方通过小关节互相连接，形成关节突关节（见图1-6）。

小关节表面有关节软骨，周围包绕着关节囊。如果说腰椎间盘主要承担椎骨前方的压力，关节突关节则主要承担椎骨后方的压力。

和人体的其他关节一样，关节软骨一旦受损或者退变，就很难逆转，因此腰椎小关节也会随着年龄和劳损，而悄悄地发生老化。

中年人有时候腰部会突然有卡住的感觉，很多时候就是因为小关节退变，表面软骨不光滑，而出现的交锁现象，仿佛自行车"掉了链子"。

关节突增生还会导致腰椎管狭窄（见图1-7）。腰椎管狭窄会导致腰痛、腿痛、腿麻，走路双腿沉重无力，需要停下休息才可以继续行走，医学上称为"间歇性跛行"。

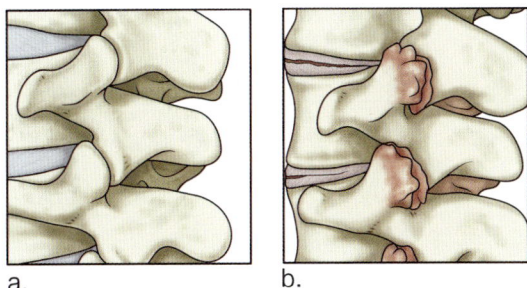

图 1-6
腰椎小关节示意图：
a. 正常的小关节；
b. 紊乱的小关节

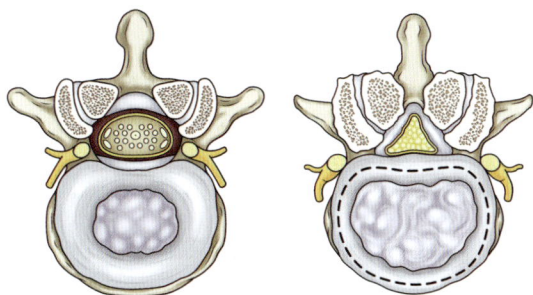

图 1-7
腰椎小关节增生导致
腰椎管狭窄示意图

● 腰痛是进化的"代价"？

通过数百万年的进化，人类的腰椎及其周围的肌肉韧带复合结构逐渐适应直立行走的姿态，健康的脊柱可以适应人类进行跑跳、行走、攀爬等各种动作。

不同的动作和姿势可以使脊柱的屈曲和伸展功能都得到锻炼，屈肌群和伸肌群处于动态平衡状态。

现代人的生活方式发生了改变，知识的不断积累导致学习时间漫长，农业社会和工业社会形成的长时间集中劳作、久坐不动等不良姿势改变了腰椎的受力模式，腰背部的肌群长期处于拉伸状态，导致肌肉疲劳，腰椎生理曲度逐渐消失（见图 1-8）。

营养过剩导致的肥胖问题也会导致腰椎受力超出它的"设计载荷"，腰椎间盘突出在青少年中屡见不鲜。

人类平均寿命延长、人口老龄化都导致腰椎疾病发病率越来越高。腰痛已经成为全社会的热点难题。

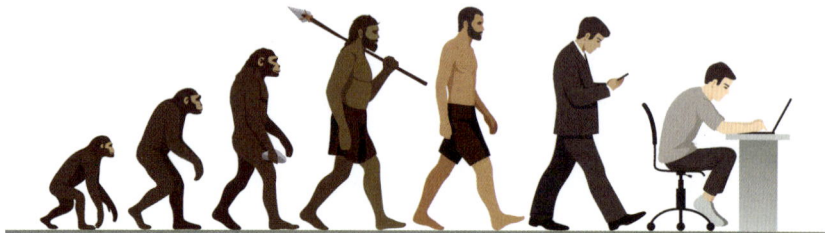

图 1-8 人类进化示意图，现代生活方式对脊柱具有不良影响

1.1.2 腰痛常见的病因

● 腰肌劳损——腰痛最常见的病因

腰椎周围附着很多肌肉和筋膜（见图 1-9），这些肌肉和筋膜富有弹性。

人在搬重物时容易导致肌肉拉伤，反复微小的损伤累积，会导致局部产生炎症进而引起疼痛。

长时间保持站姿和坐姿，腰背部肌肉得不到放松，容易导致肌肉疲劳。

腰肌劳损的疼痛部位主要位于腰椎两侧，多为钝痛，晨起明显，活动后可以减轻，劳累后会加重（见图 1-10）。

腰肌劳损的人在椎旁肌肉和臀部上方常常有压痛，部分患者甚至有下肢的放射痛，但多数不影响腰椎的活动。

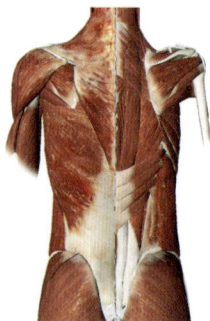

图 1-9 腰椎旁肌肉和筋膜

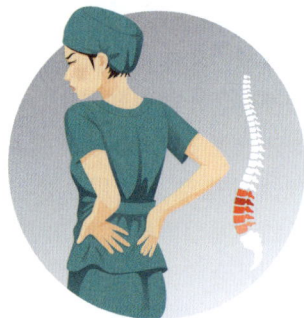

图 1-10 腰肌劳损疼痛

腰肌劳损在中青年人中发病率较高，是身体发出的"求救信号"，要及时进行工作和生活方式的调整。

腰肌劳损后，肌肉支撑性下降，腰椎骨性结构老化加速，容易出现腰椎间盘突出和腰椎骨质增生。

腰肌劳损的诊断根据临床症状、体征进行诊断，如果症状严重，还需要排除其他腰椎疾病。

● 为何我的椎间盘如此"突出"

腰椎间盘突出是急性腰痛最常见的原因（见图 1-11），经常发生于搬重物或者长途开车以后，腰痛剧烈，人仿佛"瘫痪了一样"。

很多患腰椎间盘突出的人疼痛严重，需要去医院急诊开止痛药物。

腰椎间盘突出在中青年人中比较常见，发病高峰期是 30 岁以后。近些年，10 ~ 30 岁人群的腰椎间盘突出发病率逐渐增高。

腰椎间盘突出的人卧床休息后腰痛可以逐渐减轻，但往往开始出现腿痛。疼痛会沿着臀部、大腿放射至小腿和足部。

腰椎间盘突出的人腰部活动严重受限，伴有小腿疼痛，这是其区别于腰肌劳损的重要标志。

腰椎间盘突出严重时还会引起大小便困难或者失禁，属于急症，需要及时就医。

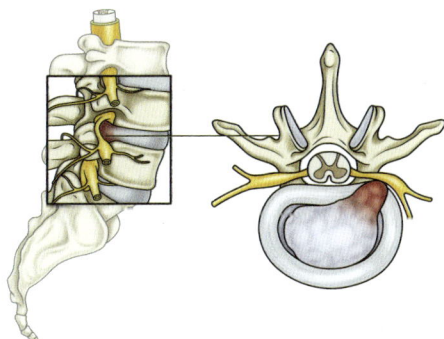

图 1-11　腰椎间盘突出是急性腰痛最常见的原因

● 腰椎"错位"

正常腰椎具有良好的"序列"，如果椎体有错位，即为腰椎滑脱（见图1-12）。

腰椎滑脱最常见的两类分别为"峡部裂滑脱"和"退变性滑脱"。

峡部裂是椎骨局部发育薄弱，轻微外力或者劳损后出现断裂（见图1-13）。

峡部裂会导致"顽固性"的腰痛，反复发作，腰椎椎体由于峡部中断，关节突的阻挡机制中断，椎体往前滑移，从而出现峡部裂腰椎滑脱。

退变性腰椎滑脱发病年龄更晚，多见于中老年人。它是由于腰椎周围肌肉、椎间盘、韧带老化导致。

腰椎滑脱是腰椎不稳的一种表现，会有腰部支撑不住的感觉。佩戴护腰可以减轻腰痛。病史长的腰椎滑脱会导致腰椎管狭窄，出现间歇性跛行的表现。

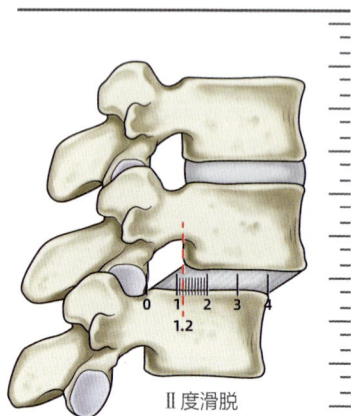

Ⅱ度滑脱

图 1-12　腰椎滑脱

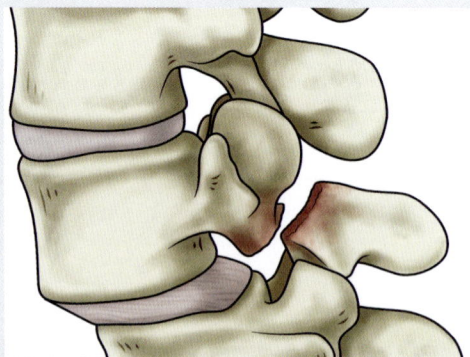

图 1-13　腰椎峡部裂

● 压缩性骨折——会呼吸的"腰痛"

中年以后，骨质疏松在体型瘦、喜欢素食、缺乏运动的女性中比较常见。

如果患自身免疫疾病需要长期服用激素类药物，往往会合并严重的骨质疏松。

骨质疏松后，椎体内部的松质骨在搬重物、摔倒等轻微外力后会压缩变扁。

腰椎椎体压缩性骨折（见图 1-14）的疼痛程度剧烈，咳嗽、呼吸、翻身都会引起疼痛，部分人的疼痛还会向肋骨和腹部放射。

腰椎磁共振可以清晰地显示骨髓水肿信号，从而证实其为新鲜压缩性骨折。

确诊压缩性骨折后，患者要卧床休息，压缩严重时甚至需要手术治疗。

出现压缩性骨折就可以诊断为重度骨质疏松，需要进行骨质疏松检查和治疗。

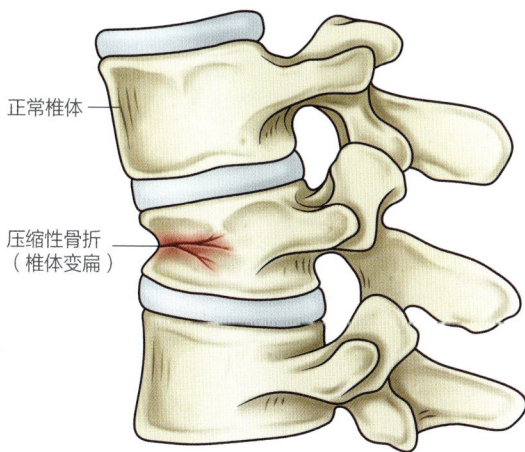

正常椎体

压缩性骨折
（椎体变扁）

图 1-14　腰椎椎体压缩性骨折

1.1.3 压力对腰痛的影响

频繁夜班、临床工作、教学、科研、职称晋升、医患关系等，医护人员面临着很多不为人知的压力（见图1-15）。

2010年，一项调查数据显示，全国有28%的医护人员有焦虑、烦躁感，12%的医护人员患有抑郁症，80%的医护人员有疲劳感。

急诊科、儿科、手术科室、重症医学科等是医护人员抑郁、焦虑高发的科室。

一线医护人员焦虑、抑郁发生率高于非一线医护人员，女性高于男性。

根据一项调查，超过一半的抑郁症患者都有慢性腰痛，也叫作抑郁、焦虑症的躯体化症状。

长期压力会导致内分泌系统异常，皮质醇和肾上腺素分泌节律改变。内分泌系统的改变会导致体内疼痛感受器阈值发生改变，从而使身体对疼痛更加敏感。

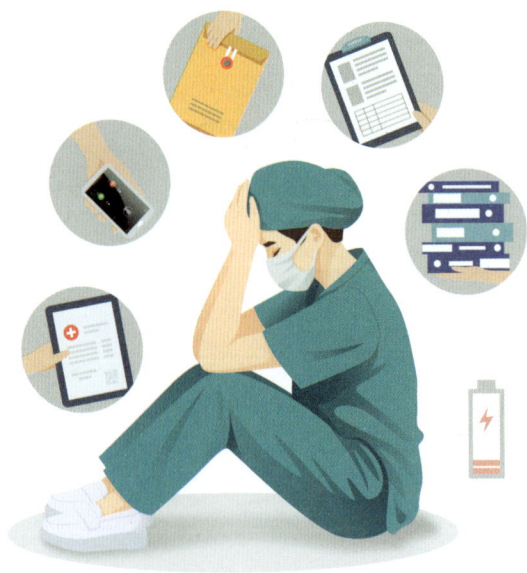

图1-15　医护人员精神压力大，焦虑、抑郁发生率高

如果因为腰痛反复就医，各项检查排除器质性问题，一般的治疗腰痛的药物效果欠佳，就要怀疑是抑郁、焦虑的躯体化症状所致。

压力性腰痛的疼痛部位通常不固定，发生常常没有明显规律性，短暂休息不能减轻，可伴有头痛、颈痛、腹痛和四肢发麻。

压力性腰痛的患者常常有注意力不集中，容易失眠，日常生活工作充满疲惫感。体格检查常常没有明显的体征，多数活动没有明显受限。

如果出现了上述症状，建议采用抑郁自评量表进行评估（见表 1-1，由美国杜克大学教授 W. K. Zung 编制于 1965 年，可以用于有抑郁症状的成人进行初步筛查），并及时去心理医学门诊就诊。

表 1-1 抑郁自评量表 (SDS)

填表注意事项：请仔细阅读每一条，把题目的意思看明白，然后按照自己最近一周以来的实际情况，在适当的方格里画一个勾。

	A 偶尔	B 有时	C 经常	D 持续
1. 我觉得闷闷不乐，情绪低沉。				
2. 我觉得一天之中早晨最好。				
3. 我一阵阵地哭出来或是想哭。				
4. 我晚上睡眠不好。				
5. 我的胃口跟以前一样。				
6. 我跟异性交往时像以前一样开心。				
7. 我发现自己体重下降。				
8. 我有便秘的烦恼。				
9. 我的心跳比平时快。				
10. 我无缘无故感到疲劳。				
11. 我的头脑像往常一样清楚。				
12. 我觉得经常做的事情并没有困难。				
13. 我感到不安，心情难以平静。				

	A 偶尔	B 有时	C 经常	D 持续
14. 我对未来抱有希望。				
15. 我比以前更容易生气激动。				
16. 我觉得决定什么事很容易。				
17. 我觉得自己是个有用的人，有人需要我。				
18. 我的生活过得很有意思。				
19. 假如我死了别人会过得更好。				
20. 平常感兴趣的事情我照样感兴趣。				

计分：正向计分题 A、B、C、D 按 1、2、3、4 分计；反向计分题按 4、3、2、1 计分。
反向计分题号：2、5、6、11、12、14、16、17、18、20。
总分乘以 1.25 取整数，即得标准分。
按照中国常模，SDS 标准分的分界值为 53 分，其中 53 ~ 62 分为轻度抑郁，
63 ~ 72 分为中度抑郁，72 分以上为重度抑郁。低于 53 分属正常群体。

1.2 医护人员职业中的腰痛诱因

+ +

1.2.1 长时间站立

随着医学技术的进步，各种医疗设备越来越多，大多数医疗操作都需要医护人员长时间站立。

手术科室，例如外科、骨科、耳鼻喉科、妇产科的医护人员在从事手术操作时，大部分都需要长时间站立，腰椎椎旁肌肉持续收缩导致肌肉疲劳，从而引起腰痛。

从事这些治疗或者操作时，需要精力高度集中，难以及时调整姿势。

长时间高强度站立会导致腰椎椎旁肌肉长时间收缩，逐渐导致肌肉疲劳。腰背筋膜弹力受损，从而出现腰痛。

腰椎肌肉劳损后，腰椎间盘压力增加，容易导致腰椎间盘突出。

医护人员属于腰椎间盘突出的高发人群。

1.2.2 重复性动作

手术医师或者内镜医师进行手术或者内镜检查等相关操作时，需要进行反复的分离、调整、切开、缝合等高度精细的操作；同时，由于这些操作具有高风险，必须精准并防止抖动，因此肌肉处于极度紧张状态。

心脏科或急诊科医护抢救病人进行心肺复苏时，需要持续进行心脏按压，重复性动作会导致全身肌肉疲劳。

护士负责测量血压、血糖，打针输液时，需要直立弯腰进行重复性操作。

放射科、超声科、康复科医师需要重复性操作检查机器或者治疗仪。

上述这些重复性动作会导致肌肉持续收缩、筋膜和肌腱的弹力纤维反复被拉伸，会引起颈肩痛、腰背痛、关节痛、腱鞘炎等疾病。

1.2.3 搬运重物

医护人员在转运患者和医疗设备时，常常需要进行大重量负重操作（见图 1-16）。

住院患者中，很多患者由于疾病状态，活动能力严重受限，一般需要医护人员辅助翻身、坐起、下床活动，这时候往往需要医护人员负重操作。

一些医疗防护服装本身重量较大，血管外科、放射介入科、骨科等医护人员，常常需要穿戴 10 ~ 20 千克的铅衣进行操作，这些负重也会加重腰椎的负担。

搬运重物可能会导致腰椎肌肉拉伤，各种微小的损伤积累引起腰肌劳损。负重时可能会引起腰椎纤维环撕裂，椎间盘从裂口疝出导致腰椎间盘突出。

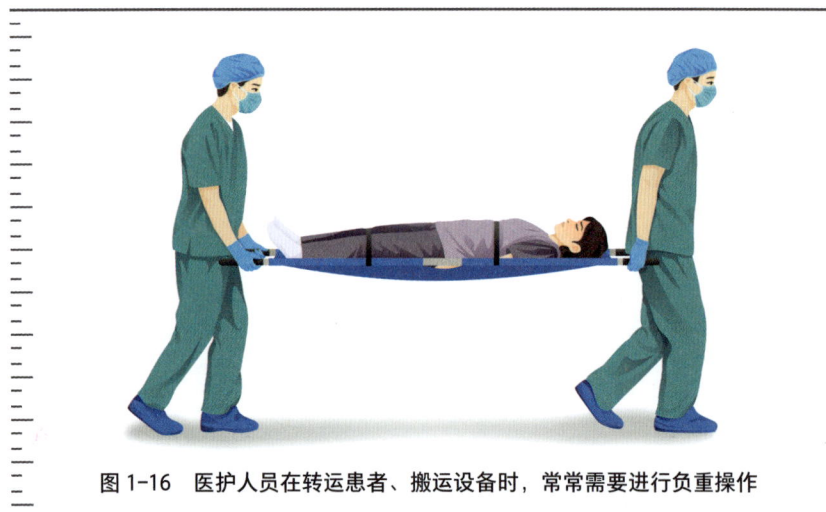

图 1-16　医护人员在转运患者、搬运设备时，常常需要进行负重操作

1.2.4 不良姿势

低头弯腰、久坐、反复腰部扭转都是对腰部有损伤的动作。

医护人员进行医疗操作或治疗时，常常需要采用不良姿势，并且持续较长时间，加重颈椎和腰椎负担。

口腔科、眼科、超声科等科室主要是坐位进行操作，长时间保持坐位会导致腰椎曲度异常、椎旁肌肉疲劳，从而出现腰肌劳损等慢性腰痛。

在操作台旁进行超声或者口腔科检查时，操作者常常需要反复旋转腰部，进行设备的操作，此时视野往往无法和身体保持在同一目标，需要紧盯着显示屏幕，这种动作也容易引起腰椎小关节错位、纤维环撕裂、腰肌痉挛，从而引发急性腰痛。

1.2.5 精神压力

由于医护人员工作的特殊性，需要长期面对形形色色的患者和疾病，容易积累各种"负能量"。

由于目前的技术水平，很多疾病很难治愈，尤其是很多晚期肿瘤患者，重症监护病房里面的多脏器衰竭患者，都容易对医护人员的心理健康造成冲击，使医护人员的精神压力升高。

在一些三甲医院，医护人员的晋升条件非常苛刻，除了繁重的临床工作，还需要从事科学研究、申请基金、撰写论文等，这些多方面的要求都会造成医护人员紧张、焦虑、失眠等情况发生。

精神压力升高，会影响体内激素水平、导致全身肌肉紧张，久而久之，也容易导致腰痛等慢性疼痛的发生。

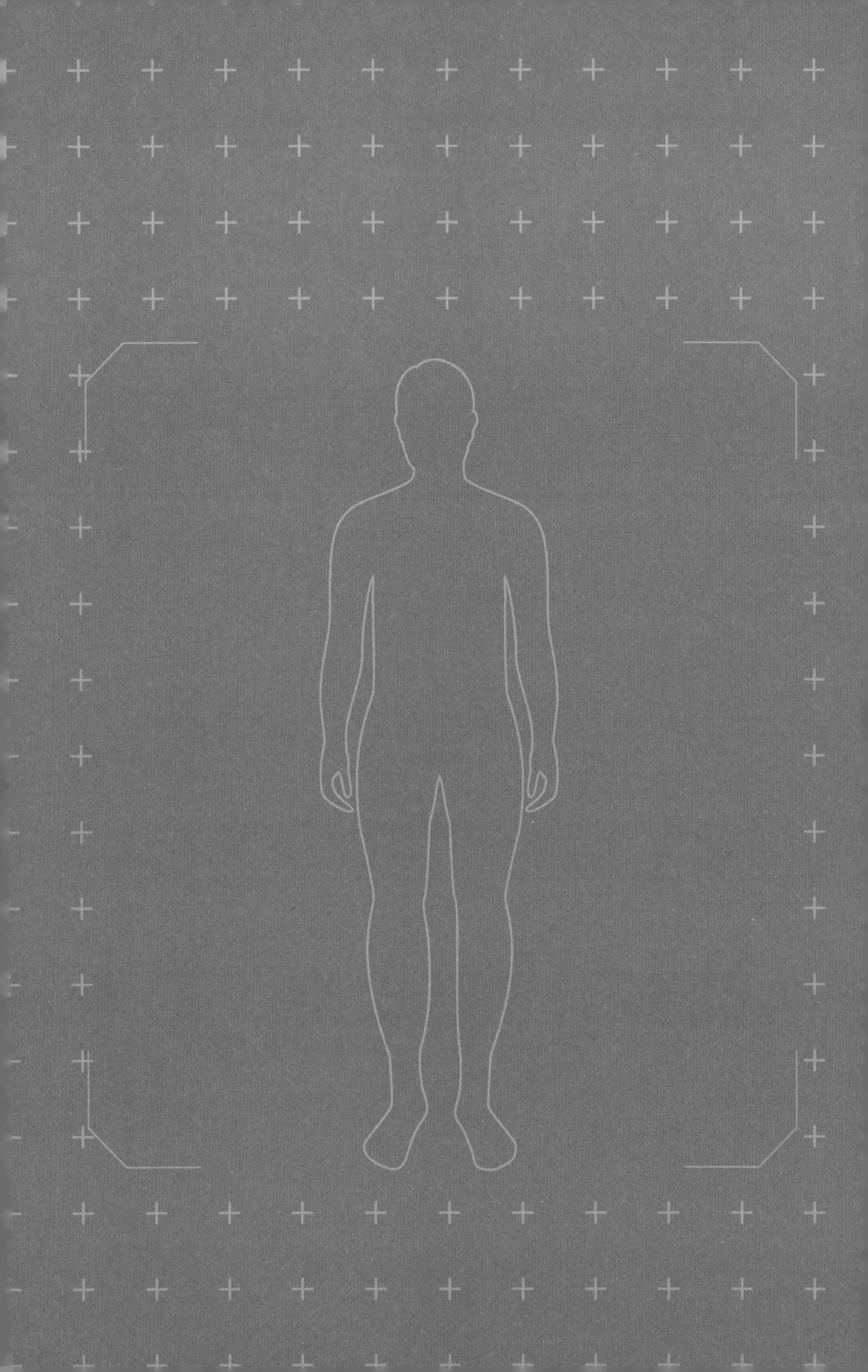

第 2 章
改变习惯, 拒绝腰痛

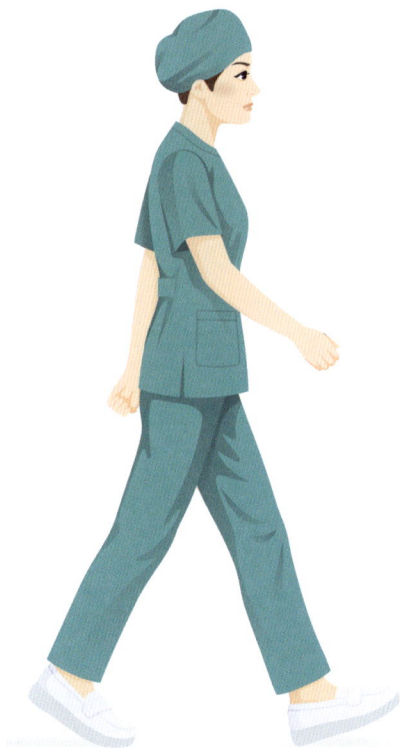

02
CHAPTER

2.1

合理安排
休息

+ +

　　在日常工作过程中，医护人员需要长时间保持站姿或坐姿，这种状况可能会引起腰部及腿部肌肉的过度疲劳，从而诱发腰痛问题。为了有效避免腰痛的发生，建议医护人员在工作间隙安排短暂的休息时间，以便让肌肉得到放松。

　　可以利用短暂的时间进行一些本书后边提到的锻炼动作，以促进血液循环，减轻肌肉的紧张感。

　　此外，进行深呼吸练习也是一个不错的选择，它不仅能帮助身体放松，还能缓解精神压力。本书后边也提到了一些呼吸练习，可以利用午休等时间进行练习。

　　工作间隙进行短暂休息，可以使肌肉得到放松，从而有效预防腰痛的发生。

　　医护人员在紧张的工作之余，可以尝试上述方法，从而避免腰痛的发生。

2.2 保持正确的姿势

+ +

在日常生活和工作中保持正确的姿势是维持腰部健康的方法。医护人员学会正确的坐姿、站姿和走姿等，有利于脊柱发挥正常的功能。错误的姿势容易增加损伤的风险。本节将介绍几种正确姿势。

正确的坐姿

· 双脚分开，距离与肩同宽；大腿与躯干的角度最好略大于 90 度（见图 2-1 左）。

· 背部挺直，且最好不要靠在椅背上。

· 肩部自然下沉放松。从背面看时，双肩连线和躯干中线垂直（见图 2-1 右）。

侧视图　　　　　　　后视图

大于 90 度

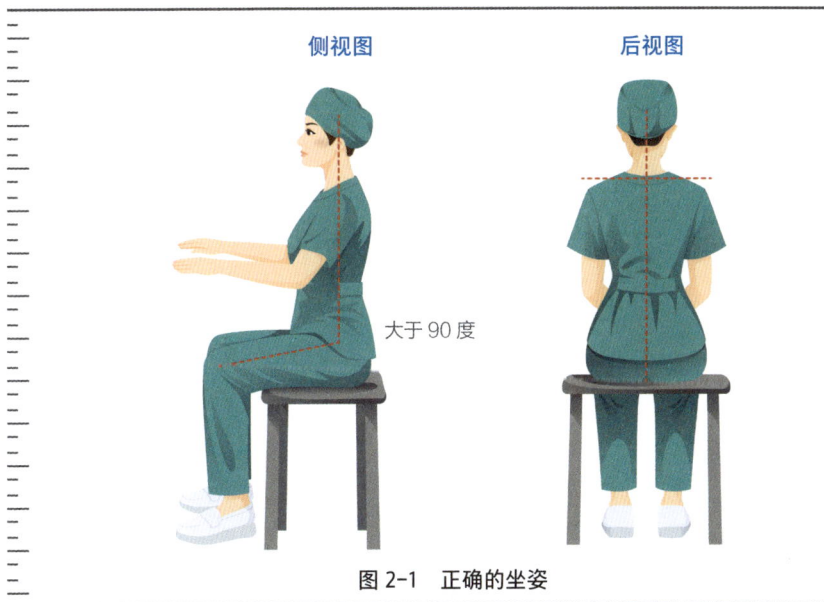

图 2-1　正确的坐姿

正确的站姿

正确的站姿可从正面、侧面、背面来观察，标准如下。

正面观察

头部端正，没有歪斜或扭转的现象，双肩高低齐平，肩部自然下沉放松，双脚保持与臀同宽，脚尖朝前（见图 2-2 左）。

侧面观察

耳部、肩部、脊柱、膝部、脚踝这几个部位，从上到下可以连成一条直线（见图 2-2 中）。

背面观察

从后颈到臀部中心再到双脚中间位置的连线，可以形成一条垂直于地面的直线（见图 2-2 右）。

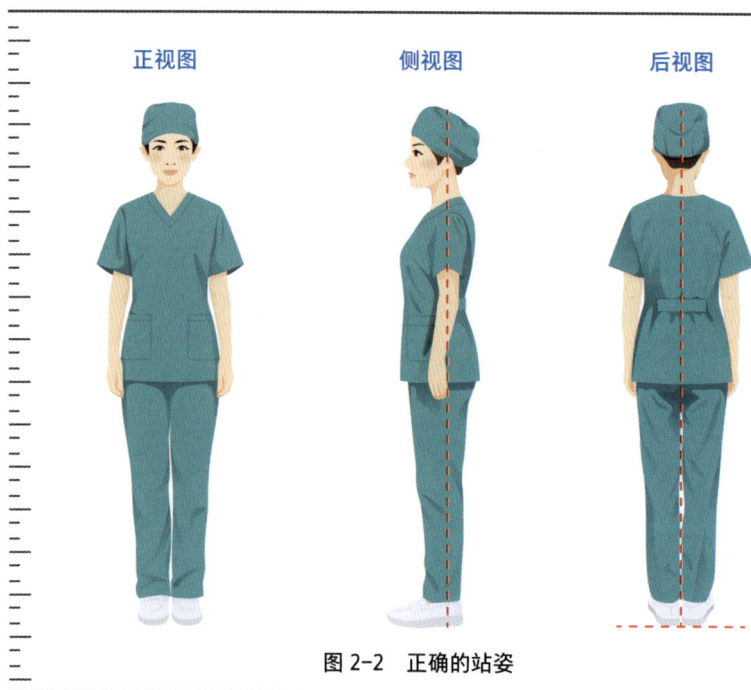

正视图　　　　侧视图　　　　后视图

图 2-2　正确的站姿

正确的走姿

上半身要昂首挺胸，保持挺拔姿势，肩部保持放松，手臂自然前后摆动；下半身保持大腿带动小腿，先脚跟着地再脚尖着地。

正确的走姿会使人整体看起来有精神，并且走路很轻松，全身都能得到锻炼（见图 2-3）。

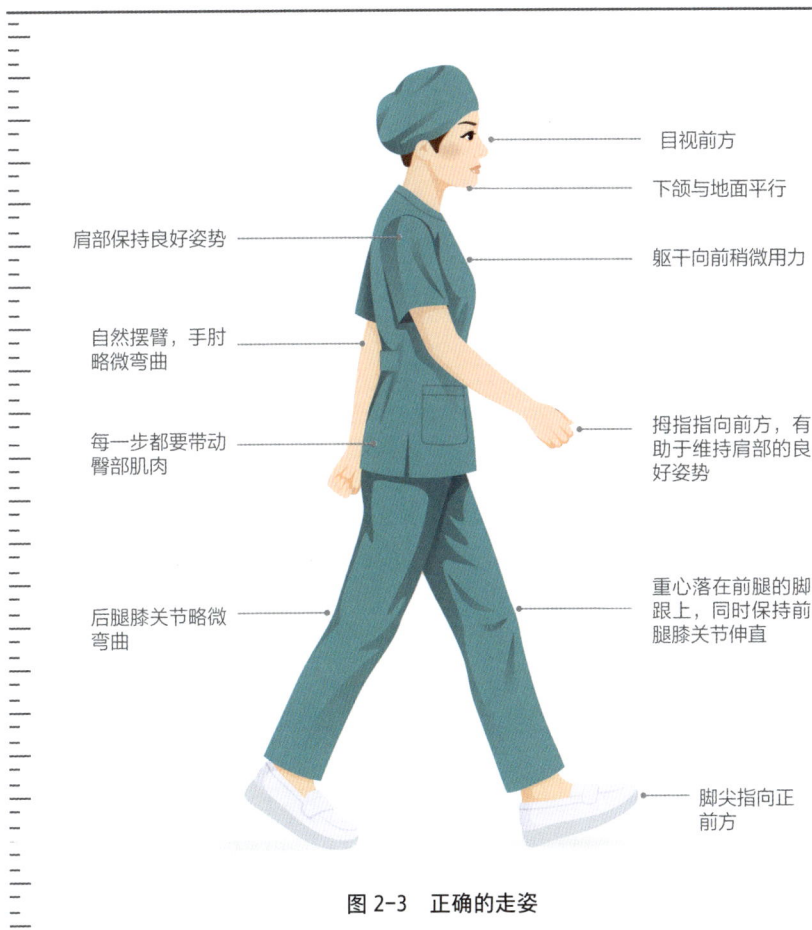

目视前方

下颌与地面平行

肩部保持良好姿势

躯干向前稍微用力

自然摆臂，手肘略微弯曲

每一步都要带动臀部肌肉

拇指指向前方，有助于维持肩部的良好姿势

重心落在前腿的脚跟上，同时保持前腿膝关节伸直

后腿膝关节略微弯曲

脚尖指向正前方

图 2-3　正确的走姿

2.3 学会正确的搬运动作

+ +

　　医护人员在日常工作中，不可避免地要进行一些搬运工作。一旦动作不正确，会给腰部带来很大的压力。长此以往就会引起腰部不适。因此，搬运重物时，学会正确的搬运动作（见图 2-4）对医护人员来讲就显得格外重要。

　　搬运重物时，关键是要使用腿部的力量而非腰部的力量。首先臀部后坐、弯曲膝关节，做标准双腿下蹲姿势，使身体重心下降，然后再利用双腿的力量将重物从低处抬起，而不是通过弯曲腰部将重物抬起。在整个过程中，要保证腰背部挺直，尽量让重物贴近身体，这样就不会给腰椎带来很大的压力。

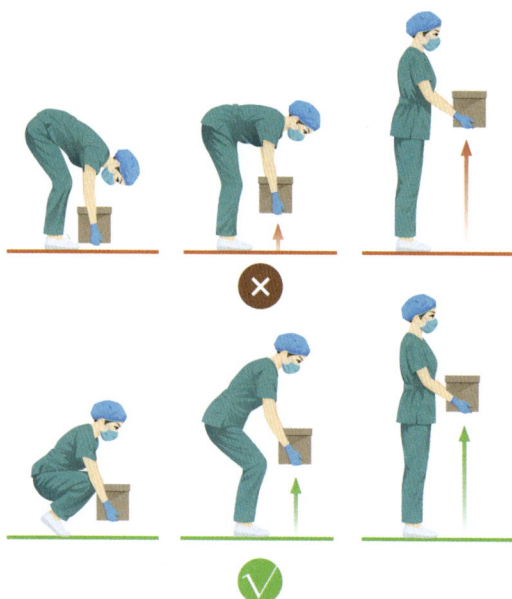

图 2-4　正确的搬运动作

2.4

力量训练

+ +

力量训练（见图 2-5）可以有效改善腰痛，主要原因是它能够增强核心肌群的力量。核心肌群包括腹部、背部和臀部的肌肉，这些肌肉共同支撑脊柱，维持身体的稳定性和姿势。当这些肌肉变得强壮时，它们能更好地支持脊柱，减少不必要的压力和劳损，从而减轻或预防腰痛。

此外，力量训练还能改善肌肉之间的平衡性，避免某些肌群过度紧张或弱化。这种不平衡往往是腰痛的常见原因。通过有计划的力量训练，可以纠正肌肉失衡，促进身体的对称性和协调性。

力量训练还能够提高身体的整体功能性和灵活性，使日常活动如弯腰、提重物等变得更加轻松和安全，减少因动作不当引起的腰部损伤风险。

在力量训练过程中，医护人员首先要关注动作质量，然后通过循

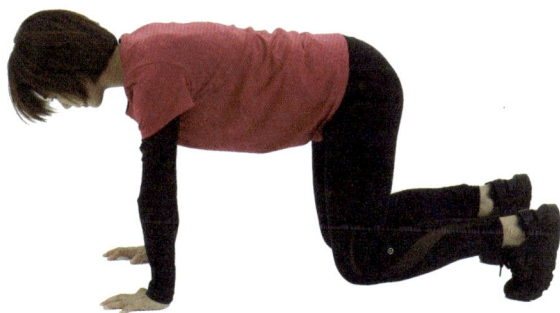

图 2-5　力量训练示例

序渐进的方式逐步增加负重、重复次数和动作难度，逐步增加维持腰椎稳定性的难度，从而逐渐提高相关深层肌肉在承受外在负荷、多次重复和疲劳等复杂情况下维持腰椎稳定的能力。只有这样，腰椎区域的功能才能不断得到强化，同时更好地预防腰部损伤。

在进行力量训练的过程中，动作速度应从低速开始，在达到良好的动作质量并形成正确的发力模式后，再逐渐提高动作速度。

2.5 定时调整姿势

++++++++++++++++++++++++++++++++++++

预防腰痛还需要定期调整姿势。长时间保持同一姿势会导致肌肉疲劳和紧张，进而引发腰痛。以下是几个关键原因。

肌肉疲劳：当身体长时间保持同一姿势时，某些肌群会持续紧张，导致血液循环减缓，肌肉得不到充分的氧气和营养供应。这种持续的紧张状态会导致肌肉疲劳和劳损，最终可能引发疼痛。

压力分布不均：固定姿势会使身体的重量和压力集中在特定区域，尤其是腰部。这种不均匀的压力分布会增加脊椎和周围肌肉的负担，导致腰椎间盘受压，长期下来可能会引起腰椎病变。

姿势失衡：长时间保持不良姿势，如弯腰驼背，会导致身体的自然曲线改变，进而影响整体姿势。这种姿势失衡会使某些肌肉被过度拉伸，而其他肌肉则过度收缩，导致肌肉力量不平衡，增加腰痛的风险。

关节僵硬：缺乏活动会使关节变得僵硬，减少活动范围。定期调整姿势有助于保持关节的灵活性，减少因关节僵硬引起的腰部不适。

预防肌肉萎缩：长时间不活动可能导致肌肉萎缩，尤其是核心肌群。定期调整姿势并结合适当的活动，可以帮助维持肌肉质量，增强腰部支撑力。

通过简单的姿势调整，就可以有效降低腰痛的发生风险，从而提高生活质量。

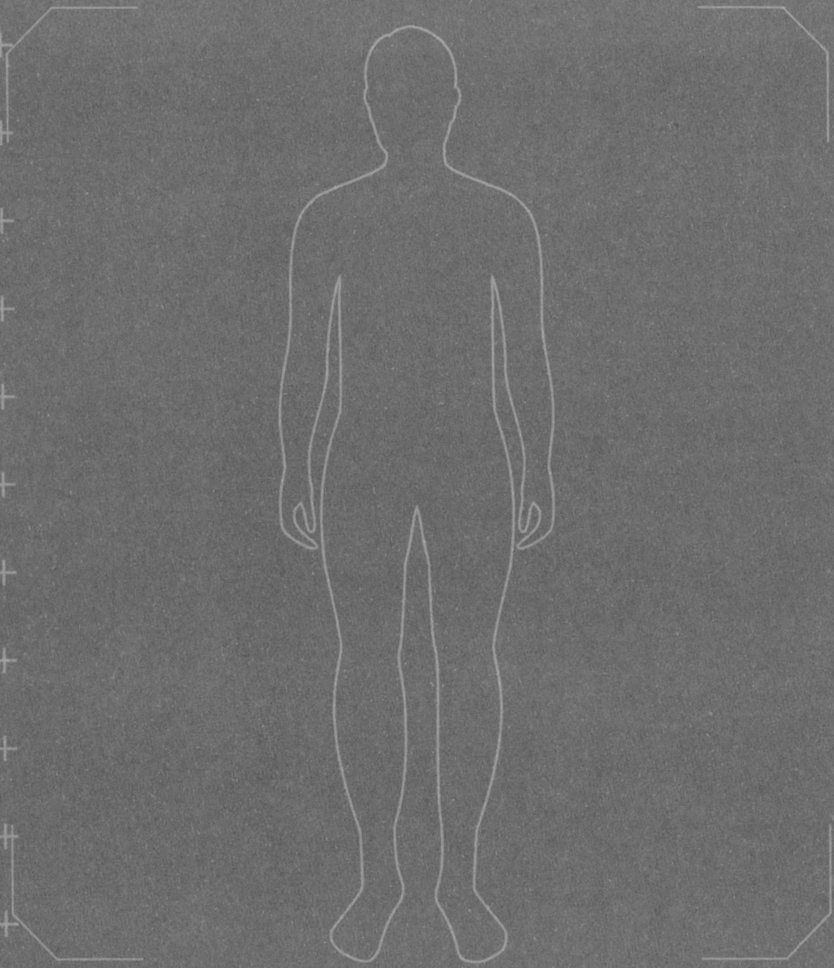

第 3 章
预防和改善医护人员腰痛的锻炼方法

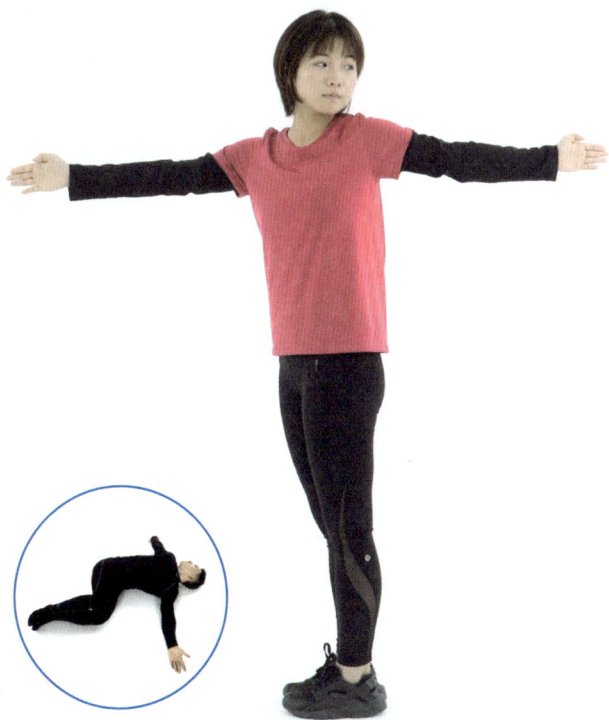

3.1 腰部功能强化的训练动作

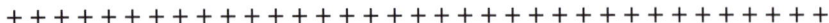

+++

3.1.1 呼吸训练

● 仰卧呼吸训练

01

02

训练步骤

1. 身体放松，仰卧在垫子上，双手叠放在腹部，双脚并拢，用鼻腔缓缓吸气，大约用时 4 秒，胸廓尽量保持不动，感觉双手被腹部向上和向两侧顶起；然后屏气 2 秒。

2. 用嘴缓缓将气体呼出，大约用时 6 秒，并在呼气的同时收缩腹部，以尽量将气体呼出。重复练习规定次数。

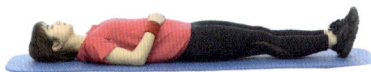

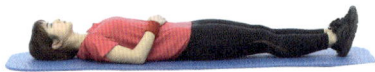

训练组数和次数

做 10 ～ 15 次，吸气大约用时 4 秒，然后屏气 2 秒，呼气大约用时 6 秒。

训练目的

本练习的主要目的是为了激活膈肌，降低容易紧张的肌肉的张力，协调维持机体稳态。

训练要点

按照节奏缓慢、持续进行吸气和呼气。

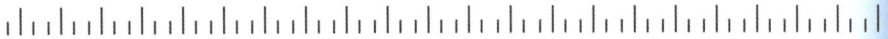

● **鳄鱼式呼吸**

(01)

(02)

训练步骤

1. 身体放松，俯卧在垫子上，双脚并拢，双手叠放在额下，用鼻腔缓缓吸气，大约用时 4 秒，胸廓尽量保持不动，腹腔向两侧和背侧扩张顶起；然后屏气 2 秒。

2. 用嘴缓缓将气体呼出，大约用时 6 秒，并在呼气的同时收缩腹部，以尽量将气体呼出。重复练习规定次数。

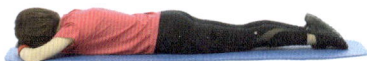

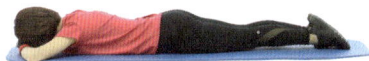

训练组数和次数

做 10 ~ 15 次，吸气大约用时 4 秒，然后屏气 2 秒，呼气大约用时 6 秒。

训练目的

本练习的主要目的是为了激活膈肌，降低容易紧张的肌肉的张力，协调维持机体稳态。

训练要点

按照节奏缓慢、持续进行吸气和呼气。

● 90-90 呼吸

① 01

② 02

训练步骤

1. 身体放松，仰卧在垫子上，双手叉腰，双腿屈髋、屈膝 90 度向上抬起，小腿平放在椅子上，用鼻腔缓缓吸气，大约用时 4 秒，胸廓尽量保持不动，感觉双手被腹部向上和向两侧顶起；然后屏气 2 秒。

2. 用嘴缓缓将气体呼出，大约用时 6 秒，并在呼气的同时收缩腹部，以尽量将气体呼出。重复练习规定次数。

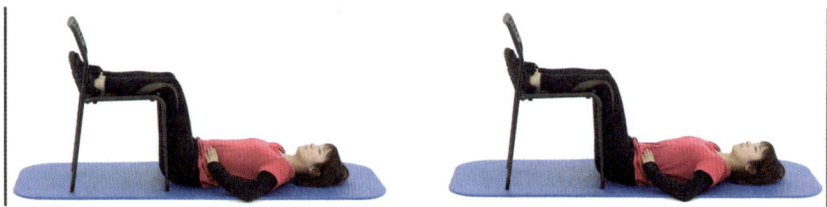

训练组数和次数

做 10 ~ 15 次，吸气大约用时 4 秒，然后屏气 2 秒，呼气大约用时 6 秒。

训练目的

本练习的主要目的是为了激活膈肌，降低容易紧张的肌肉的张力，协调维持机体稳态。

训练要点

按照节奏缓慢、持续进行吸气和呼气。

3.1.2 胸椎灵活性训练

● **泡沫轴滚压胸椎周围软组织**

01

训练步骤

1. 身体呈仰卧姿势，双腿屈膝，双脚分开撑地，双手抱于胸前，将泡沫轴置于上背部下方，将臀部抬离地面。

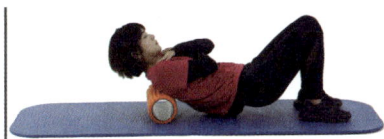

02

2. 双脚推地，带动身体前后移动，使泡沫轴在上背部慢慢来回滚动至规定时间，并可在有明显酸痛点的位置进行局部反复滚动。

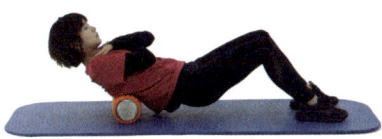

训练组数和次数

每组 30 ~ 60 秒，重复 3 ~ 4 组，组间间歇 30 秒。

训练目的

本练习的主要目的是为了放松上背部筋膜与肌肉，促进胸椎周围软组织功能恢复。

训练要点

有意识地将胸椎分为上、中、下三个节段，然后按照从下至上的顺序依次对每个节段进行滚压，并保持呼吸均匀。

● 猫式伸展

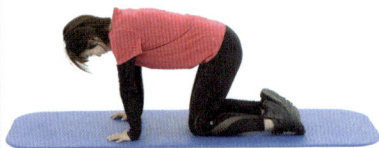

训练步骤

1. 身体呈俯撑跪姿，双臂伸直且位于肩关节正下方，双手指尖朝前，背部保持平直。

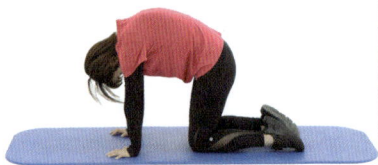

2. 四肢姿势保持不变，在吸气的同时将背部向上拱起至最大限度（头部随之向下运动），保持2秒。

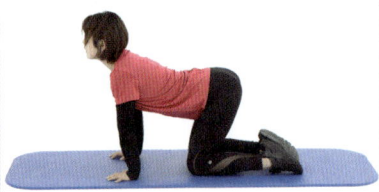

3. 在呼气的同时将背部下压至最大限度（头部随之上抬），保持2秒。重复拱起和下压背部至规定次数。

训练组数和次数

每组8～10次，重复3～4组，组间间歇30秒。

训练目的

本练习的主要目的是为了伸展背部肌肉，增强胸椎灵活性。

训练要点

动作过程中保持腹部收紧，动作缓慢而有控制。

● 下犬式伸展训练

01

训练步骤

1. 身体呈四点支撑姿势，双手与双脚撑地，双臂、双腿伸直且间距大于肩宽，髋部屈曲，整个身体呈倒 V 形，吸气。

02

2. 保持躯干平直、四肢伸直，在呼气的同时肩部向腿部靠拢至最大限度，保持 1 ～ 2 秒。恢复至起始姿势，重复规定次数。

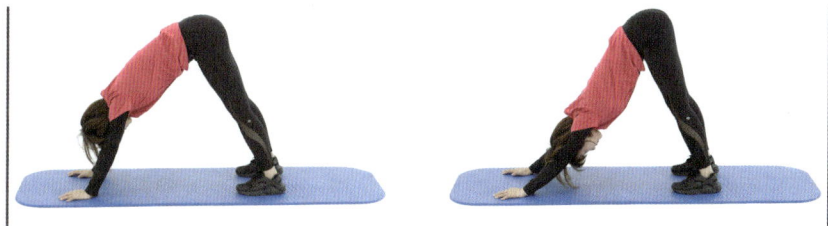

训练组数和次数

每组 8 ～ 10 次，重复 3 ～ 4 组，组间间歇 30 秒。

训练目的

本练习的主要目的是为了伸展肩部及背部肌肉，增强胸椎灵活性。

训练要点

动作过程中保持腹部收紧，双脚位置固定。

● 翻书训练

01

训练步骤

1. 身体呈左侧卧姿势，双腿屈髋、屈膝 90 度，双臂于肩关节正前方伸直，双掌并拢，吸气。

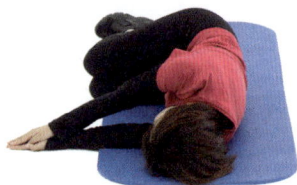

02

2. 保持左臂紧贴垫面，在呼气的同时躯干向右侧旋转。

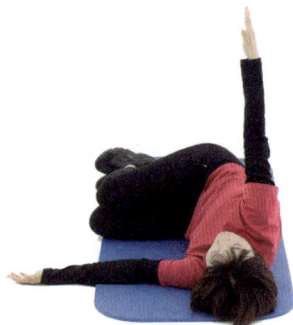

03

3. 右臂缓慢地向右打开至最大限度，保持 1 ~ 2 秒。恢复至起始姿势，重复规定次数后，换另一侧进行该动作。

训练组数和次数

每侧 8 ~ 10 次 / 组，重复 3 ~ 4 组，组间间歇 30 秒。

训练目的

本练习的主要目的是为了增强胸椎灵活性。

训练要点

动作过程中保持髋部及下肢姿势不变，头部跟随打开的手臂同步转动。

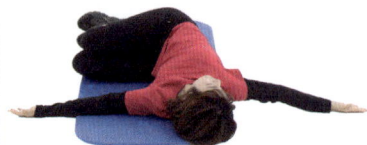

● 坐姿麻花拉伸

01

训练步骤

1. 身体呈坐姿，右腿外旋并向右屈髋、屈膝 90 度，左腿内旋并向左屈髋、屈膝 90 度，躯干挺直并后倾，右臂于体后伸直支撑，左臂于体前伸直，吸气。

02

2. 保持右臂伸直，在呼气的同时躯干向右旋转至最大限度，左手随之向右后方移动至右手旁，保持 1 ~ 2 秒。恢复至起始姿势，重复规定次数后，换另一侧进行该动作。

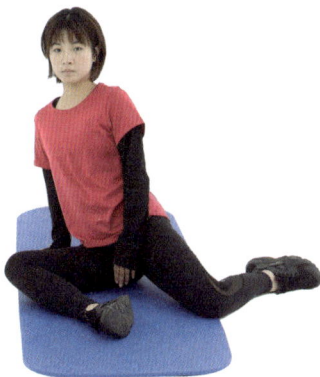

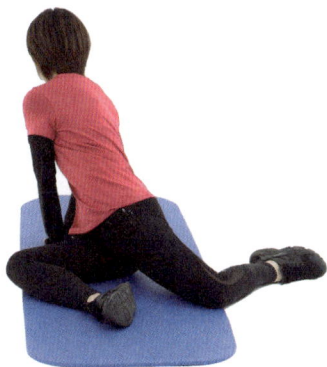

训练组数和次数

每侧 8 ~ 10 次 / 组，重复 3 ~ 4 组，组间间歇 30 秒。

训练目的

本练习的主要目的是为了伸展髋部肌群，增强胸椎灵活性。

训练要点

动作过程中保持髋部及下肢姿势不变，头部跟随躯干的旋转同步转动。

● 站姿胸椎旋转训练

01

02

训练步骤

1. 身体呈站姿，双臂向前水平伸直且双掌并拢，吸气。

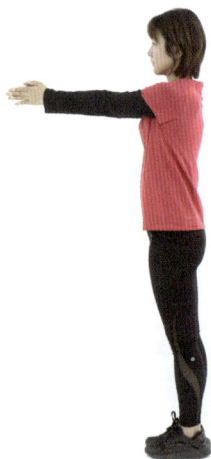

2. 保持右臂伸直、右肩位置固定，在呼气的同时躯干向左旋转，左臂缓慢地向左打开至最大限度，保持 1 ~ 2 秒。恢复至起始姿势，重复规定次数后，换另一侧进行该动作。

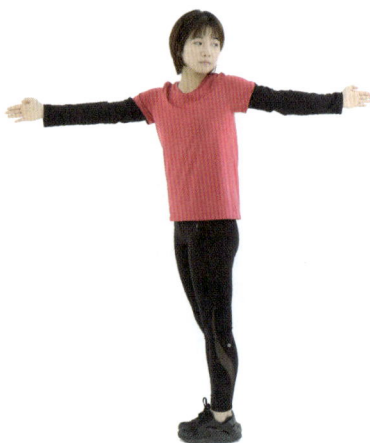

训练组数和次数

每侧 8 ~ 10 次 / 组，重复 3 ~ 4 组，组间间歇 30 秒。

训练目的

本练习的主要目的是为了增强胸椎灵活性。

训练要点

动作过程中保持髋部及下肢姿势不变，头部跟随打开的手臂同步转动。

● **弓步胸椎旋转训练**

01

02

训练步骤

1. 双腿呈弓步姿势，左腿屈髋、屈膝 90 度在前，右腿屈膝 90 度在后且膝关节不触地，右脚脚尖撑地，双臂向前水平伸直且双掌并拢，吸气。

2. 保持右臂伸直、右肩位置固定，在呼气的同时躯干向左旋转，左臂缓慢地向左打开至最大限度，保持 1 ~ 2 秒。恢复至起始姿势，重复规定次数后，换另一侧进行该动作。

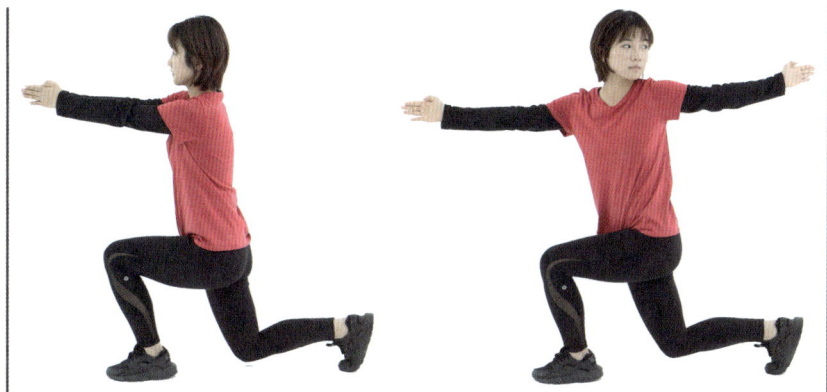

训练组数和次数
每侧 8 ~ 10 次 / 组，重复 3 ~ 4 组，组间间歇 30 秒。

训练目的
本练习的主要目的是为了增强胸椎灵活性。

训练要点
动作过程中保持髋部及下肢姿势不变，头部跟随打开的手臂同步转动。

3.1.3 髋关节灵活性训练

● **泡沫轴滚压大腿前侧训练**

01

02

训练步骤

1. 身体呈俯卧姿势，双肘屈肘撑地，将泡沫轴置于左腿大腿下方，右腿叠放于左腿之上。

2. 双臂推地，带动身体前后移动，使泡沫轴在左腿大腿处慢慢来回滚动，并可在有明显酸痛点的位置进行局部反复滚动。滚动至规定时间后，换另一侧进行该动作。

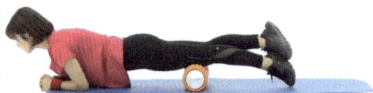

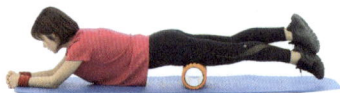

训练组数和次数

每组 30 ~ 60 秒，重复 3 ~ 4 组，组间间歇 30 秒。

训练目的

本练习的主要目的是为了放松大腿前侧筋膜与肌肉，促进髋关节周围软组织功能恢复。

训练要点

滚压过程中保持腹部收紧，身体稳定。

● 泡沫轴滚压大腿后侧训练

01

训练步骤

1. 身体呈坐姿，双臂伸直撑于体后，右腿伸直，将泡沫轴置于右腿大腿下方，左腿屈曲置于右腿上。

02

2. 双手推地，带动身体前后移动，使泡沫轴在右腿大腿处慢慢来回滚动，并可在有明显酸痛点的位置进行局部反复滚动。滚动至规定时间后，换另一侧进行该动作。

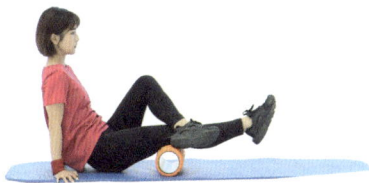

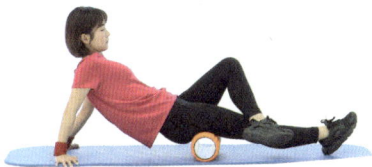

训练组数和次数

每侧 30 ～ 60 秒 / 组，重复 3 ～ 4 组，组间间歇 30 秒。

训练目的

本练习的主要目的是为了放松大腿后侧筋膜与肌肉，促进髋关节周围软组织功能恢复。

训练要点

滚压过程中保持腹部收紧，臀部抬离地面。

● 泡沫轴滚压大腿外侧训练

01

训练步骤

1. 身体呈右侧卧姿势，右臂屈曲、左臂伸直，用右前臂和左手支撑于地面，右腿伸直，将泡沫轴置于右腿大腿下方，左腿屈曲支撑于右腿前侧。

02

2. 左手和左脚推地，带动身体前后移动，使泡沫轴在右腿大腿处慢慢来回滚动，并可在有明显酸痛点的位置进行局部反复滚动。滚动至规定时间后，换另一侧进行该动作。

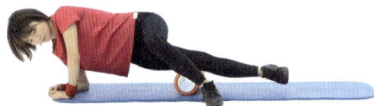

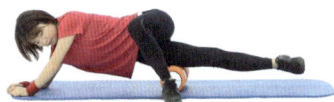

训练组数和次数

每侧 30 ~ 60 秒 / 组，重复 3 ~ 4 组，组间间歇 30 秒。

训练目的

本练习的主要目的是为了放松大腿外侧筋膜与肌肉，促进髋关节周围软组织功能恢复。

训练要点

滚压过程中保持腹部收紧，身体稳定。

● 筋膜球按压髂腰肌扳机点训练

训练步骤

身体呈俯卧姿势，双手叠放在下巴下方，将筋膜球置于左侧髋关节下方。身体移动，使筋膜球在左侧髋关节周围慢慢来回滚动，寻找明显的酸痛点，并可在酸痛点处着力滚动。滚动至规定时间后，换另一侧进行该动作。

训练组数和次数

每侧 30 ~ 60 秒 / 组，重复 3 ~ 4 组，组间间歇 30 秒。

训练目的

本练习的主要目的是为了放松髂腰肌，处理扳机点。

训练要点

在可承受的范围内利用尽量多的自身重量进行按压，若出现明显的刺痛或不适（而非正常的酸痛感），应立即停止训练。

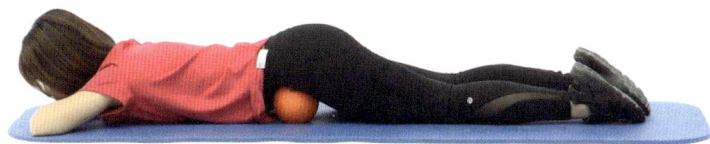

● 筋膜球按压梨状肌扳机点训练

训练步骤

身体呈坐姿，双臂伸直支撑于身体后侧，左腿屈膝支撑于地面，右腿屈膝上抬，右脚放在左膝上，将筋膜球置于右侧臀部外侧下方。身体移动，使筋膜球在右侧臀部外侧周围慢慢来回滚动，寻找明显的酸痛点，并可在酸痛点处着力滚动。滚动至规定时间后，换另一侧进行该动作。

训练组数和次数

每侧 30 ~ 60 秒 / 组，重复 3 ~ 4 组，组间间歇 30 秒。

训练目的

本练习的主要目的是为了放松梨状肌，处理扳机点。

训练要点

在可承受的范围内利用尽量多的自身重量进行按压，若出现明显的刺痛或不适（而非正常的酸痛感），应立即停止训练。

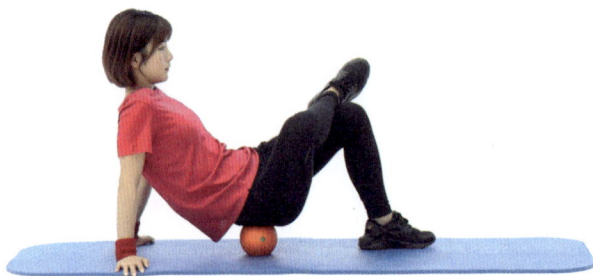

● 静态牵拉臀肌训练

01

02

训练步骤

1. 身体呈仰卧姿势，左腿伸直，右腿屈髋、屈膝上抬，双手抱住右腿小腿。

2. 双手拉动右腿小腿使其靠近躯干，直至臀部肌肉有中等强度的拉伸感。保持 20 ～ 30 秒后，换另一侧进行该动作。

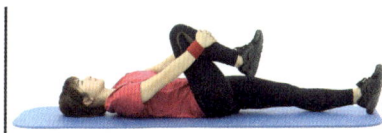

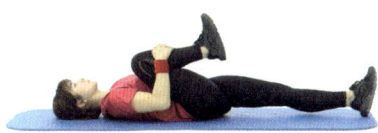

训练组数和次数

每侧 20 ～ 30 秒 / 组，重复 3 ～ 4 组，组间间歇 30 秒。

训练目的

本练习的主要目的是为了促进恢复臀肌的弹性及初始肌肉长度。

训练要点

拉伸过程中保持非拉伸腿伸直，髋部紧贴垫面。

● 静态拉伸髂腰肌

01

02

训练步骤

1. 身体呈单腿跪姿，躯干挺直，右腿在前，左腿在后，双腿大腿与小腿间的角度均大于 90 度，左臂伸直举过头顶，右手扶于腰部。

2. 保持躯干挺直，身体重心前移并下压，直至左侧髂腰肌有中等强度的拉伸感。保持 20 ~ 30 秒后，换另一侧进行该动作。

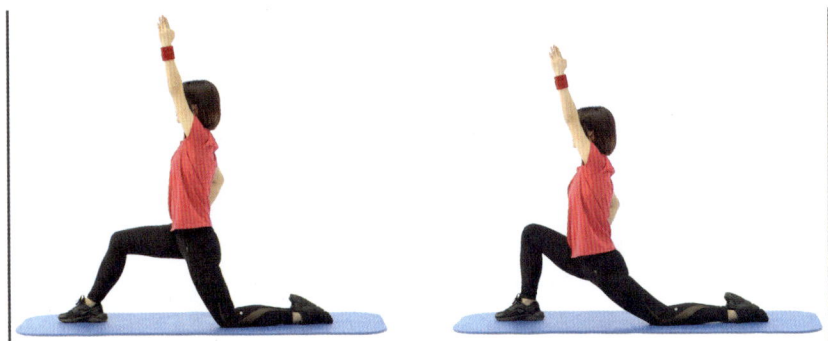

训练组数和次数

每侧 20 ~ 30 秒 / 组，重复 3 ~ 4 组，组间间歇 30 秒。

训练目的

本练习的主要目的是为了促进恢复髂腰肌的弹性及初始肌肉长度。

训练要点

拉伸过程中保持躯干挺直，上举手臂伸直，双腿膝关节朝向正前方，避免髋部旋转或倾斜。

● 静态拉伸梨状肌（仰卧姿势）

01

训练步骤

1. 身体呈仰卧姿势，双腿屈髋、屈膝上抬，将右脚置于左腿膝关节处，双手抱住左腿小腿（右手从右腿下方穿过）。

02

2. 双手拉动左腿使其靠近躯干，直至左侧梨状肌有中等强度的拉伸感。保持 20 ～ 30 秒后，换另一侧进行该动作。

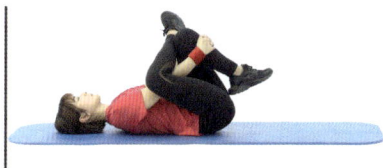

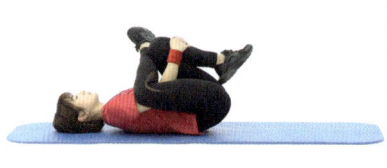

训练组数和次数

每侧 20 ～ 30 秒 / 组，重复 3 ～ 4 组，组间间歇 30 秒。

训练目的

本练习的主要目的是为了促进恢复梨状肌的弹性及初始肌肉长度。

训练要点

拉伸过程中保持上身稳定且紧贴垫面。

● 静态拉伸梨状肌（跪坐姿势）

01

02

训练步骤

1. 身体呈跪坐姿势，左腿屈髋、屈膝置于体前，大腿和臀部抬离垫面；右腿向后自然伸直，双臂伸直支撑于左腿前方的垫面。

2. 躯干前倾下压，直至左侧梨状肌有中等强度的拉伸感。保持 20 ~ 30 秒后，换另一侧进行该动作。

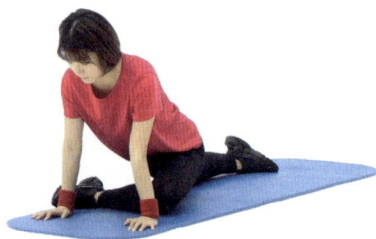

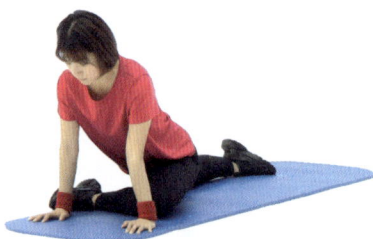

训练组数和次数

每侧 20 ~ 30 秒 / 组，重复 3 ~ 4 组，组间间歇 30 秒。

训练目的

本练习的主要目的是为了促进恢复梨状肌的弹性及初始肌肉长度。

训练要点

拉伸过程中避免髋部旋转或倾斜。

● 静态拉伸大腿前侧训练

01

训练步骤

1. 身体呈站姿，右腿单腿支撑，左腿向后屈膝，左手握住左脚，右臂向上伸直举过头顶。

02

2. 保持身体稳定，左手将左脚拉向臀部，直至左腿股四头肌有中等程度的拉伸感。保持 20 ~ 30 秒后，换另一侧进行该动作。

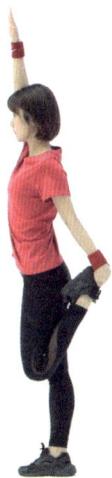

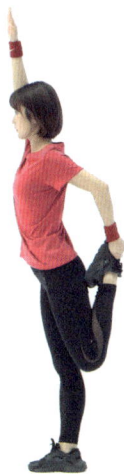

训练组数和次数

每侧 20 ~ 30 秒 / 组，重复 3 ~ 4 组，组间间歇 30 秒。

训练目的

本练习的主要目的是为了促进恢复大腿前侧肌群的弹性及初始肌肉长度。

训练要点

拉伸过程中保持躯干挺直，上举手臂伸直，身体稳定。

● 静态拉伸大腿后侧训练

01

02

训练步骤

1. 身体呈坐姿，左腿伸直，右腿屈曲，右脚置于左腿内侧。

2. 躯干慢慢前倾，双手沿左腿向前移动，直至左腿腘绳肌有中等强度的拉伸感。保持 20 ~ 30 秒后，换另一侧进行该动作。

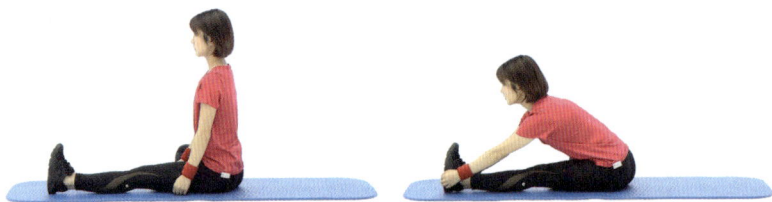

训练组数和次数

每侧 20 ~ 30 秒 / 组，重复 3 ~ 4 组，组间间歇 30 秒

训练目的

本练习的主要目的是为了促进恢复大腿后侧肌群的弹性及初始肌肉长度。

训练要点

拉伸过程中保持躯干挺直，拉伸腿伸直。

● 静态拉伸大腿内侧训练

(01)   (02)

训练步骤

1. 身体呈单腿跪姿，左腿向左打开并屈膝跪地，右腿向右伸直，右脚内侧着地。

2. 双手扶于右腿之上，躯干向右侧下压，直至右腿大腿内侧肌群有中等强度的拉伸感。保持 20 ~ 30 秒后，换另一侧进行该动作。

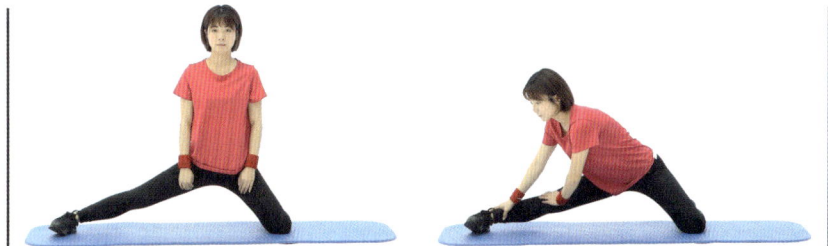

训练组数和次数

每侧 20 ~ 30 秒 / 组，重复 3 ~ 4 组，组间间歇 30 秒。

训练目的

本练习的主要目的是为了促进恢复大腿内侧肌群的弹性及初始肌肉长度。

训练要点

拉伸过程中保持躯干挺直，拉伸腿伸直。

● 静态拉伸大腿外侧训练

(01)

训练步骤

1. 身体呈双腿交叉的站立姿势，右腿在前，左腿在后，双臂自然置于身体两侧。

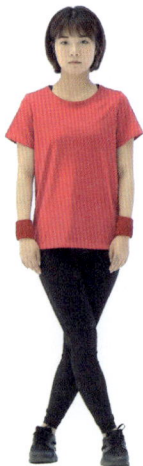

(02)

2. 向左顶髋，然后右腿微屈，躯干向右侧前倾下压，双手扶于左脚，直至左腿大腿外侧肌群有中等强度的拉伸感。保持 20 ~ 30 秒后，换另一侧进行该动作。

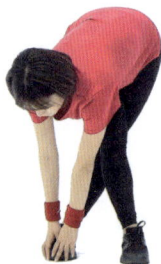

训练组数和次数

每侧 20 ~ 30 秒 / 组，重复 3 ~ 4 组，组间间歇 30 秒。

训练目的

本练习的主要目的是为了促进恢复大腿外侧肌群的弹性及初始肌肉长度。

训练要点

拉伸过程中保持躯干挺直，身体稳定，拉伸腿伸直。

3.1.4 髋关节铰链动作模式训练

● **站姿臀部触墙训练**

(01)　　　　　　　　　(02)

训练步骤

1. 身体背对墙壁站立，距离墙壁 20 ~ 30 厘米，双手叉腰，双脚分开与髋同宽。

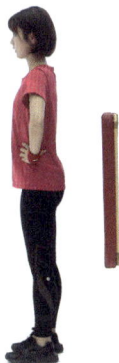

2. 尽量保持双腿小腿垂直于地面，臀部发力做髋部后顶动作至接触墙壁，同时双膝微屈，躯干前倾，重心降低，保持 1 ~ 2 秒。恢复至起始姿势，重复规定次数。

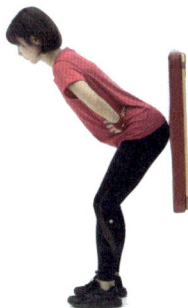

训练组数和次数

每组 8 ~ 10 次，重复 2 ~ 3 组，组间间歇 30 秒。

训练目的

本练习的主要目的是为了发展髋关节铰链动作模式。

训练要点

动作过程中尽量保持双腿小腿垂直于地面，避免膝关节过度向前移动。

● 站姿抬臂髋关节铰链训练

01

训练步骤

1. 身体呈站姿，双脚分开与髋同宽，双手自然置于身体两侧。

02

2. 尽量保持双腿小腿垂直于地面，臀部发力做髋部后顶动作，同时双膝微屈，躯干前倾，双臂伸直上举至头部两侧且与躯干呈一条直线，保持 1 ~ 2 秒。恢复至起始姿势，重复规定次数。

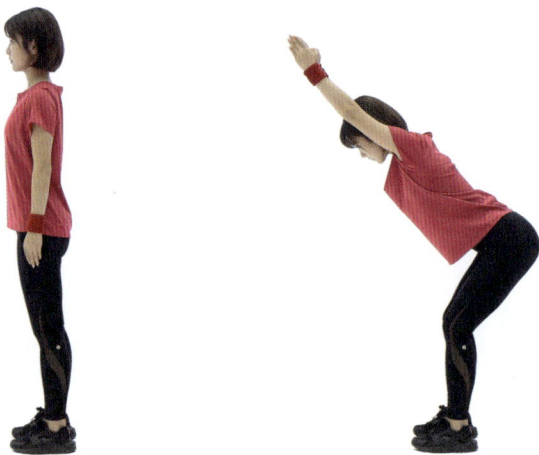

训练组数和次数

每组 8 ~ 10 次，重复 2 ~ 3 组，组间间歇 30 秒。

训练目的

本练习的主要目的是为了发展髋关节铰链动作模式。

训练要点

动作过程中尽量保持双腿小腿垂直于地面，避免膝关节过度向前移动。

● 髋关节铰链单腿动作模式训练

01

02

训练步骤

1. 身体呈站姿，双手叉腰，双脚分开与髋同宽。

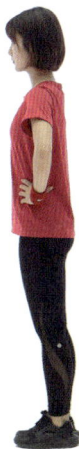

2. 向前屈髋俯身，同时右腿微屈支撑身体，左腿向后伸直上抬至约与地面平行，保持 1 ～ 2 秒。恢复至起始姿势，重复规定次数后，换另一侧进行该动作。

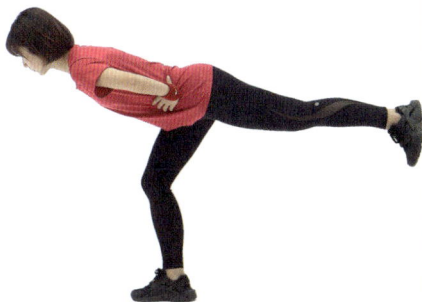

训练组数和次数

每组 8 ～ 10 次，重复 2 ～ 3 组，组间间歇 30 秒。

训练目的

本练习的主要目的是为了发展髋关节铰链动作模式。

训练要点

动作过程中尽量保持支撑腿小腿垂直于地面，避免支撑腿膝关节过度向前移动。

3.1.5 核心稳定性训练

● **静态平板支撑训练**

训练步骤

身体呈俯撑姿势，双臂于肩关节正下方屈肘，前臂和双脚脚尖支撑，从头部到脚踝呈一条直线。保持身体稳定至规定时间。

训练组数和次数

保持 20 ~ 30 秒 / 组，重复 3 ~ 4 组，组间间歇 30 秒。

训练目的

本练习的主要目的是为了激活并强化核心肌群，增强核心稳定性。

训练要点

动作过程中保持核心收紧，避免塌腰、耸肩。

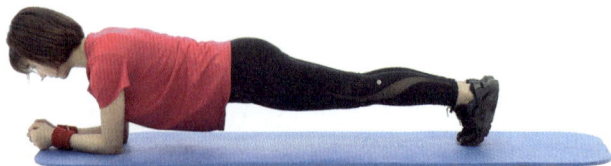

● 静态侧向平板支撑训练

01

02

训练步骤

1. 身体呈右侧卧姿势，左手扶腰，右臂于肩关节正下方屈肘支撑，躯干抬起，双腿并拢叠放，右腿完全贴地。

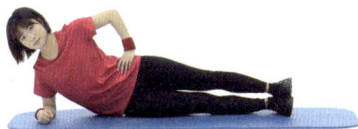

2. 保持背部挺直，核心收紧，髋部向上顶起至从头部到脚踝呈一条直线，右脚侧面支撑。保持身体稳定至规定时间后，换另一侧进行该动作。

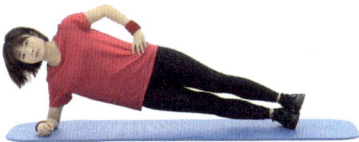

训练组数和次数

每侧 20 ~ 30 秒 / 组，重复 3 ~ 4 组，组间间歇 30 秒。

训练目的

本练习的主要目的是为了激活并强化躯干侧向肌群，增强核心稳定性。

训练要点

动作过程中保持身体稳定，避免腰部下沉。

● 静态仰卧挺髋训练

训练步骤

身体呈仰卧姿势，双腿屈膝，脚尖勾起，脚跟着地，双手放在身体两侧，自然摆放。核心收紧，髋部向上顶起至躯干与大腿呈一条直线。保持身体稳定至规定时间。

训练组数和次数

保持 20 ～ 30 秒 / 组，重复 3 ～ 4 组，组间间歇 30 秒。

训练目的

本练习的主要目的是为了激活并强化躯干后侧肌群，增强核心稳定性。

训练要点

动作过程中避免双腿向外打开。

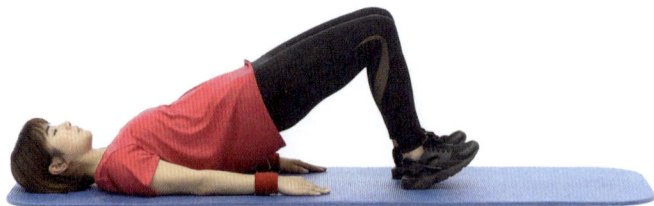

● 静态自身对抗训练

训练步骤

身体呈仰卧姿势，双腿屈髋、屈膝 90 度向上抬起，头部和肩部向上抬起，双臂伸直前伸，双手握住双膝，保持核心收紧。双臂发力向后推动双膝，使双腿具有向后运动的趋势；同时双腿发力对抗双臂，使双腿姿势保持不变。保持双臂与双腿静态对抗姿势至规定时间。

训练组数和次数

保持 20 ~ 30 秒 / 组，重复 3 ~ 4 组，组间间歇 30 秒。

训练目的

本练习的主要目的是为了激活并强化核心肌群，增强核心稳定性。

训练要点

动作过程中保持身体稳定，避免头部用力伸够。

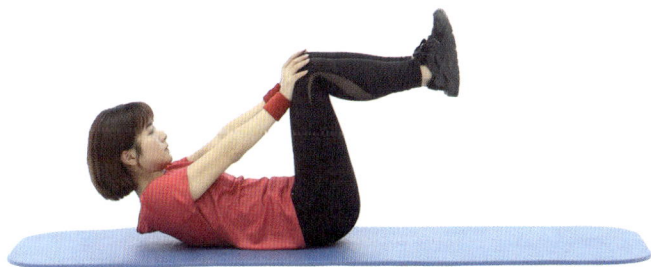

● 动态仰卧肢体伸展训练

01

训练步骤

1. 身体呈仰卧姿势，双臂于头部两侧向后伸直，双腿伸直且微微抬离地面。

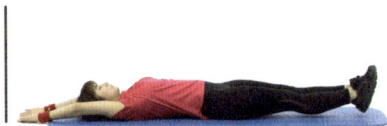

02

2. 保持左臂和右腿姿势不变，右臂向前伸直划动至体侧，同时左腿屈髋、屈膝 90 度向上抬起，保持 1 ~ 2 秒。

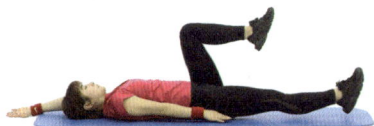

03

3. 右臂向后伸直过头顶，左腿伸直。恢复至起始姿势。

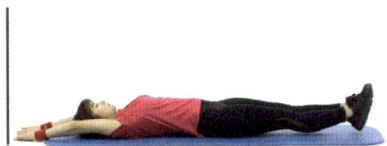

04

4. 保持右臂和左腿姿势不变，左臂向前伸直划动至体侧，右腿屈髋、屈膝 90 度向上抬起，保持 1 ~ 2 秒。两侧交替，重复规定次数。

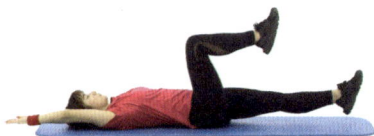

训练组数和次数

每侧 8 ~ 10 次 / 组，重复 3 ~ 4 组，组间间歇 30 秒。

训练目的

本练习的主要目的是为了强化核心稳定性，提升对侧肌肉链协同工作的能力。

训练要点

动作过程中保持身体稳定，双臂伸直，双腿不触地。

● 动态俯卧肢体伸展训练

01

训练步骤

1. 身体呈俯卧姿势，躯干和髋部紧贴垫面，双臂于头部两侧向前伸直，双腿并拢伸直且微微向上抬起。

02

2. 保持左臂和右腿姿势不变，右臂和左腿同时伸直上抬至最大限度，保持 1 ~ 2 秒。恢复至起始姿势，重复规定次数后，换另一侧进行该动作。

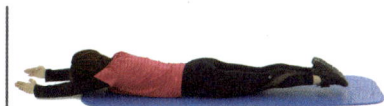

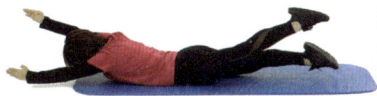

训练组数和次数

每侧 8 ~ 10 次 / 组，重复 3 ~ 4 组，组间间歇 30 秒。

训练目的

本练习的主要目的是为了激活并强化背部肌群，增强核心稳定性。

训练要点

动作过程中双臂和双腿尽量向远方伸展。

● 动态四点支撑肢体伸展训练

01

训练步骤

1. 身体呈俯撑跪姿，双臂于肩关节正下方伸直，双膝于髋关节正下方跪地。

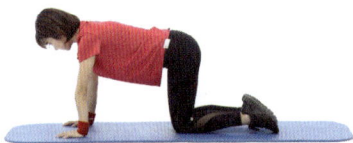

02

2. 保持左臂和右腿姿势不变，左腿向前屈髋，同时右手向后触摸左膝，保持 1 ~ 2 秒。

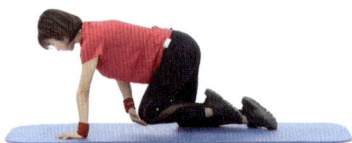

03

3. 继续保持左臂和右腿姿势不变，左腿向后伸直至与地面平行，同时右臂向前伸直至与地面平行，保持 1 ~ 2 秒。重复触摸、上抬过程规定次数后，换另一侧进行该动作。

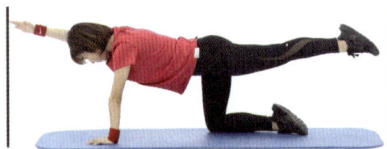

训练组数和次数

每侧 8 ~ 10 次 / 组，重复 3 ~ 4 组，组间间歇 30 秒。

训练目的

本练习的主要目的是为了强化核心稳定性，提升对侧肌肉链协同工作的能力。

训练要点

动作过程中保持背部挺直、身体稳定，避免髋部旋转。

3.1.6　核心力量训练

● 仰卧卷腹训练

01

训练步骤

1. 身体呈仰卧姿势，双膝屈曲且分开至与髋同宽，双脚完全触垫，双手交叉放于胸前。

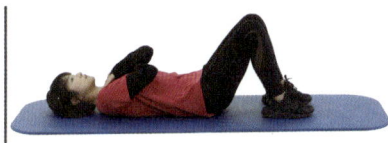

02

2. 保持双脚与臀部紧贴垫面，腹部发力带动躯干向上卷起，直至上背部完全离开垫面，保持 1 ~ 2 秒。

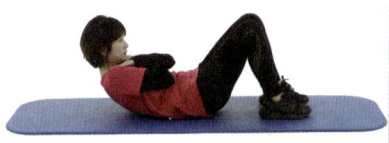

03

3. 躯干有控制地下放至肩部接触地面。重复向上卷起躯干至规定次数。

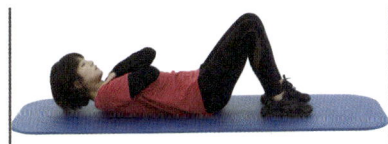

训练组数和次数

每组 8 ~ 10 次，重复 3 ~ 4 组，组间间歇 30 秒。

训练目的

本练习的主要目的是为了强化腹部肌群，增强核心力量。

训练要点

动作过程中保持核心收紧，避免头部、颈部和手臂发力。

● 仰卧举腿训练

01

02

训练步骤

1. 身体呈仰卧姿势，双腿伸直并拢且微微抬离地面，双手放于胸前。

2. 保持上身姿势不变，双腿主动上抬至约与地面呈 45 度，保持 1 ~ 2 秒。恢复至起始姿势，重复规定次数。

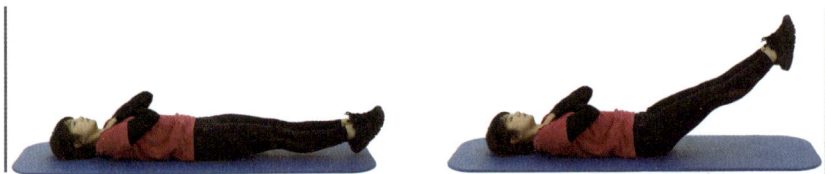

训练组数和次数

每组 8 ~ 10 次，重复 3 ~ 4 组，组间间歇 30 秒。

训练目的

本练习的主要目的是为了强化腹部肌群，增强核心力量。

训练要点

动作过程中保持核心收紧，躯干及头部紧贴垫面。

● 仰卧蹬车训练

01

训练步骤

1. 身体呈仰卧姿势，双腿伸直并拢且微微抬离地面，双手置于头部下方。

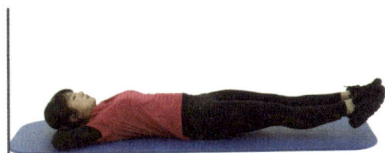

02

2. 保持上身与右腿姿势不变，左腿向头部运动至屈髋、屈膝约90度，保持 1 ～ 2 秒。

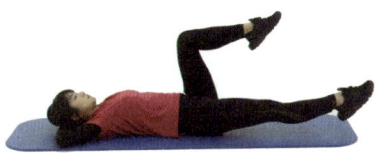

03

3. 保持上身姿势不变，左腿伸直，同时右腿向头部运动至屈髋、屈膝约90度，保持 1 ～ 2 秒。左右交替重复规定次数或时间。

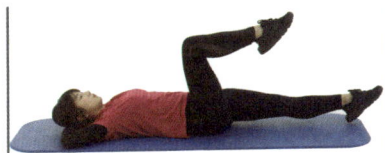

训练组数和次数

每组 8 ～ 10 次，重复 2 ～ 3 组，组间间歇 30 秒。

训练目的

本练习的主要目的是为了强化腹部肌群，增强核心力量。

训练要点

动作过程中保持核心收紧，上身紧贴垫面。

● 仰卧举腿双向摆动训练

01

训练步骤

1. 身体呈仰卧姿势，双臂侧平举，双腿伸直并拢。

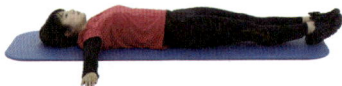

02

2. 保持上身姿势不变，双腿主动上抬至约与地面垂直，保持1～2秒。

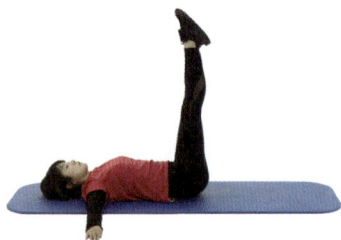

03

3. 保持头部、肩部及双臂稳定且紧贴垫面，双腿向左侧摆动至一定幅度，保持1～2秒。

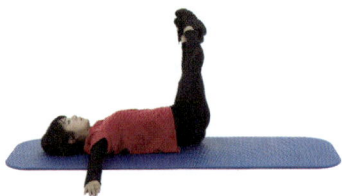

训练组数和次数

每组8～10次，重复2～3组，组间间歇30秒。

训练目的

本练习的主要目的是为了强化

04

4. 保持头部、肩部及双臂稳定且紧贴垫面，双腿向右侧摆动至一定幅度，保持1～2秒。双腿重复向两侧摆动规定次数。

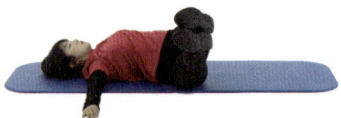

腹部肌群，增强核心力量。

训练要点

动作过程中保持核心收紧，双腿伸直。

3.1.7 全身力量训练

● **原地主动降低重心训练**

01

02

训练步骤

1. 身体呈站姿，双脚分开与肩同宽，双臂伸直向上举过头顶。

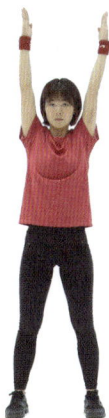

2. 迅速屈髋、屈膝下蹲，同时双臂快速下摆至身体后侧，转换为落地缓冲姿势。保持该姿势 1 ~ 2 秒后，恢复至起始姿势，重复规定次数。

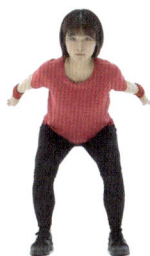

训练组数和次数

每组 8 ~ 10 次，重复 2 ~ 3 组，组间间歇 30 秒。

训练目的

本练习的主要目的是为了发展落地缓冲动作模式，强化全身协调性。

训练要点

动作过程中保持躯干挺直，双脚位置固定不动，膝关节与脚尖朝向正前方。

● 俯撑登山训练

01

训练步骤

1. 身体呈俯撑姿势，双腿并拢伸直，双臂于肩关节正下方伸直，双手和双脚脚尖撑地，从头部到脚踝呈一条直线。

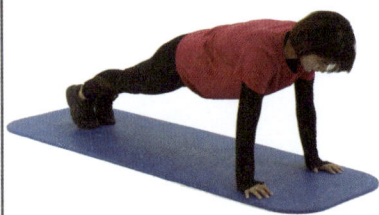

02

2. 收紧腹部，右腿屈膝上抬至腹部下方。

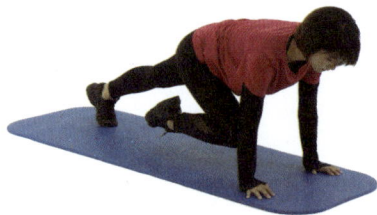

03

3. 右腿向后蹬直，脚尖撑地，接着左腿屈膝上抬至腹部下方。左右交替重复规定时间。

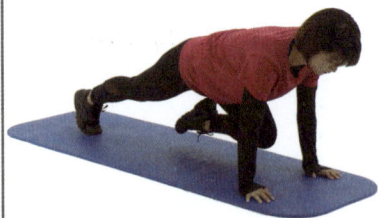

训练组数和次数

每组 20 ~ 30 秒，重复 2 ~ 3 组，组间间歇 30 秒。

训练目的

本练习的主要目的是为了强化核心力量、肩关节稳定性及全身协调性。

训练要点

动作过程中保持躯干稳定，支撑腿伸直。

● 正向爬行训练

01

训练步骤

1. 身体呈四点支撑姿势，双臂于肩关节正下方伸直，双膝于髋关节正下方屈曲 90 度且离地约 5 厘米，双手与双脚脚尖撑地，头部与躯干呈一条直线。

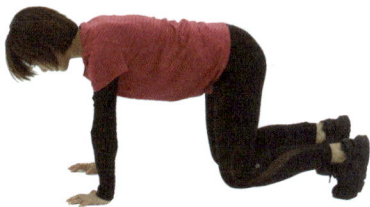

02

2. 保持躯干挺直，右手与左脚同时向前移动一步。

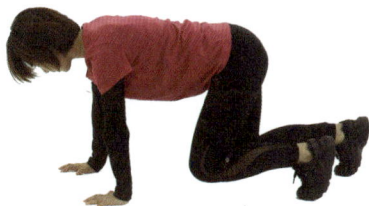

03

3. 保持躯干挺直，左手与右脚同时向前移动一步。向前爬行至规定的时间。

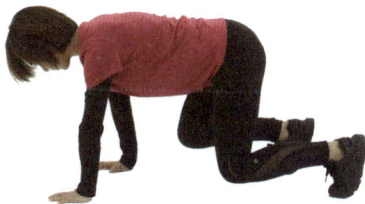

训练组数和次数

每组 20 ～ 30 秒，重复 2 ～ 3 组，组间间歇 30 秒。

训练目的

本练习的主要目的是为了强化四肢的力量与协调性，提升核心稳定性。

训练要点

动作过程中保持核心收紧，避免拱背。

● 横向爬行训练

01

训练步骤

1. 身体呈四点支撑姿势，双臂于肩关节正下方伸直，双膝于髋关节正下方屈曲 90 度且离地约 5 厘米，双手与双脚脚尖撑地，头部与躯干呈一条直线。

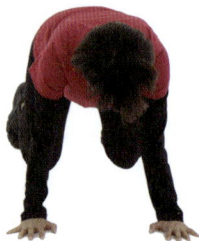

02

2. 保持躯干挺直，右手与右脚同时向右侧移动一步。

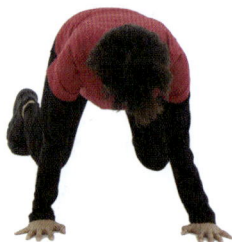

03

3. 保持躯干挺直，左手与左脚同时向右侧移动一步。向右侧爬行至规定的时间，换另一侧进行该动作。

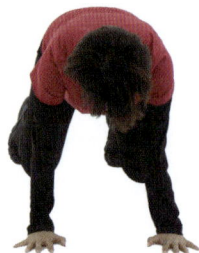

训练组数和次数

每组 20 ~ 30 秒，重复 2 ~ 3 组，组间间歇 30 秒。

训练目的

本练习的主要目的是为了强化四肢的力量与协调性，提升核心稳定性。

训练要点

动作过程中保持核心收紧，避免拱背。

3.2 舒缓疲劳的简单拉伸

++

● 树式

01

训练步骤

1. 双腿并拢站立，双臂自然垂于身体两侧。

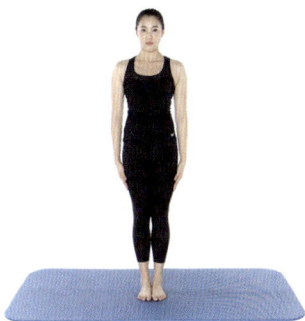

训练组数和次数

每侧 1 ～ 2 分钟 / 组，重复 2 ～ 3 组，组间间歇 30 秒。

训练目的

本练习的主要目的是为了提高平衡能力、增强腿部力量、改善体态，并促进身心的放松。

02

2. 一侧腿屈膝，髋部外展，脚抵住对侧大腿内侧。双臂伸过头顶，双掌合十至目标肌肉有一定程度的牵拉感，保持姿势至规定时间。回到起始姿势，换另一侧做同样动作。

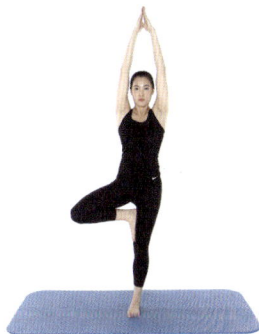

训练要点

动作过程中保持均匀、深长的呼吸，不要屏气。通过呼吸来放松身体，保持平衡。

● 仰卧扭转脊椎

训练步骤

仰卧，双腿屈膝，双臂向身体两侧伸直平放于地上，掌心向上。将髋部和双膝旋转到身体一侧的同时，将头转向身体对侧至目标肌肉有一定程度的牵拉感，保持姿势至规定时间。回到起始姿势，换另一侧做同样动作。

训练组数和次数

每侧 2 分钟 / 组，重复 1 ~ 2 组，组间间歇 30 秒。

训练目的

本练习通过温和的扭转来增加脊柱的灵活性，帮助缓解脊柱的僵硬和紧张；还可以放松背部肌肉、缓解压力和焦虑、促进身心的放松。

训练要点

动作过程中保持均匀的呼吸，不要屏气，感受脊柱的扭转和背部的放松。

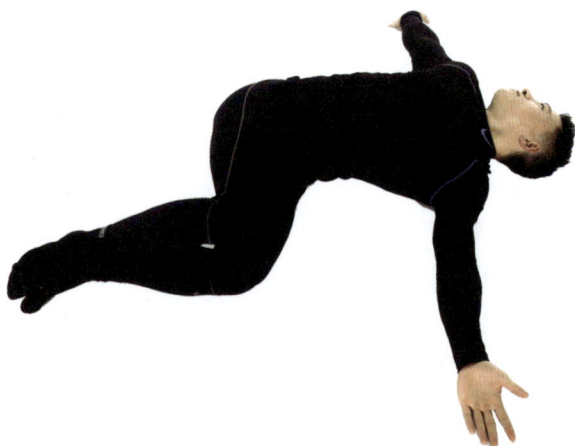

● 松解斜方肌

01

02

训练步骤

1. 仰卧姿，双臂伸展于体侧，双膝向上屈曲，双脚支撑身体，将两个筋膜球分别放置于两侧斜方肌的上方与垫子之间。

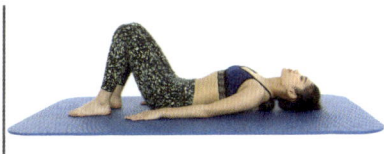

2. 向上顶髋使躯干与大腿呈一条直线，保持姿势至规定时间。回到起始姿势。

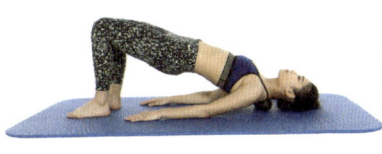

训练组数和次数

每组做 30 秒，每天做 2 ~ 3 组。

训练目的

本练习的主要目的是为了放松斜方肌。斜方肌是上背部、颈部和肩部的重要肌肉，容易因长时间坐姿、不良姿势或过度使用而变得紧张和僵硬。筋膜球松解可以帮助缓解这些区域的肌肉紧张。

训练要点

选择一个适合的筋膜球，通常中等硬度的球效果较好。将身体重量缓慢地压在筋膜球上，找到肌肉中的紧张点或痛点。在紧张点或痛点上缓慢滚动筋膜球，保持均匀的呼吸，避免过度用力导致疼痛或伤害。

● 徒手腘绳肌拉伸

01

02

训练步骤

1. 仰卧姿，一侧腿伸直，另一侧腿屈膝、屈髋 90 度，双手抱于大腿后侧。

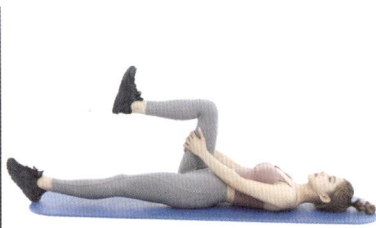

2. 尽可能伸膝至最大限度，感受大腿后侧中等程度拉伸感，回到起始姿势，换另一侧做同样动作。交替重复动作至规定次数。

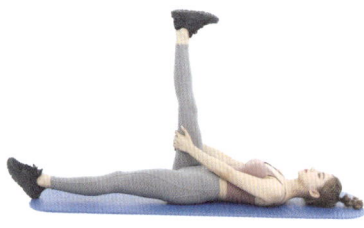

训练组数和次数

每侧 8 ~ 10 次 / 组，重复 2 ~ 3 组，组间间歇 30 秒。

训练目的

本练习的主要目的是为了提高腘绳肌的柔韧性。腘绳肌是人体最容易紧张的肌肉之一，尤其是对于久坐或缺乏运动的人群。通过拉伸可以增加腘绳肌的柔韧性，减少肌肉僵硬。

训练要点

动作过程中保持均匀的呼吸，不要屏气。拉伸时要注意适度，避免过度拉伸导致疼痛或伤害。

● 按摩足底

训练步骤

坐在椅子上或跳箱上，一侧腿屈膝支撑于地面，另一侧小腿放于对侧大腿之上。双手轻轻按摩足弓。按摩至规定时间。换至对侧做同样动作。

训练组数和次数

每侧 3 ~ 5 分钟 / 组，每天做 1 组。

训练目的

本练习的主要目的是为了放松足部肌肉。长时间站立、行走或运动后，足部肌肉容易疲劳。按摩足底可以帮助放松足部肌肉，缓解疲劳感。足底按摩可以帮助放松神经系统，改善睡眠质量，特别适合在睡前进行。

训练要点

按摩时要注意适度，避免过度用力导致疼痛或伤害。在按摩过程中保持均匀的呼吸，不要屏气。初学者可以从较轻的按摩开始，逐渐增加力度和时间。

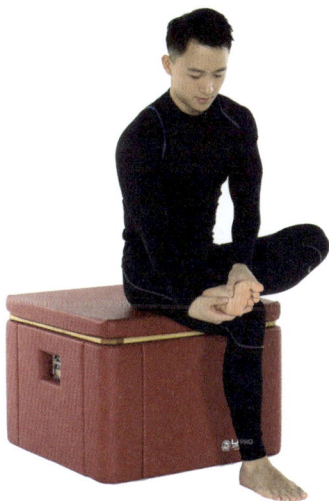

第 4 章
预防和改善医护人员腰痛的锻炼计划

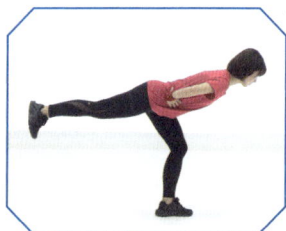

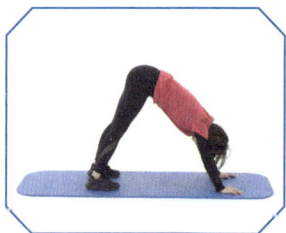

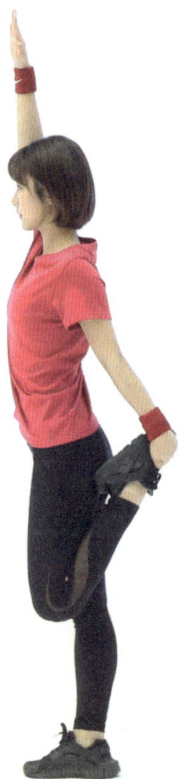

04
CHAPTER

锻炼计划 ① ⏰ 一天门诊结束，活动一下僵硬的腰背

站姿胸椎旋转训练

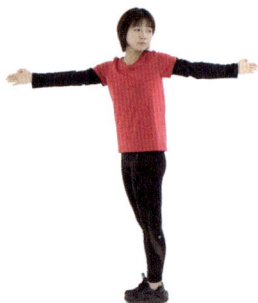

每侧 8 ~ 10 次 / 组，重复
3 ~ 4 组，组间间歇 30 秒

▲ 第 036 页

静态拉伸髂腰肌

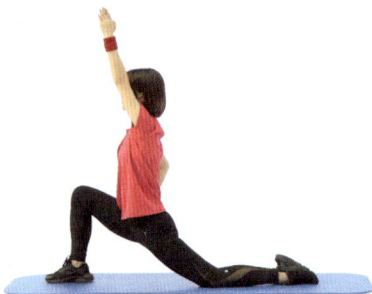

每侧 20 ~ 30 秒 / 组，
重复 3 ~ 4 组，组间间歇 30 秒

▲ 第 044 页

静态拉伸大腿前侧训练

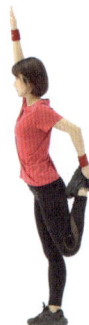

每侧 20 ~ 30 秒 / 组，重复
3 ~ 4 组，组间间歇 30 秒

▲ 第 047 页

静态拉伸大腿外侧训练

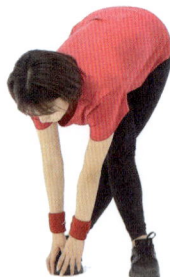

每侧 20 ~ 30 秒 / 组，重复
3 ~ 4 组，组间间歇 30 秒

▲ 第 050 页

静态拉伸梨状肌（跪坐姿势）

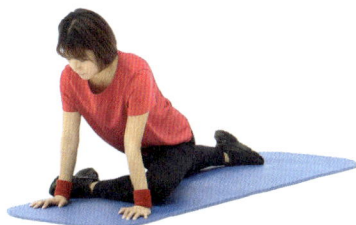

每侧 20 ~ 30 秒 / 组，重复
3 ~ 4 组，组间间歇 30 秒

▲ 第 046 页

下犬式伸展训练

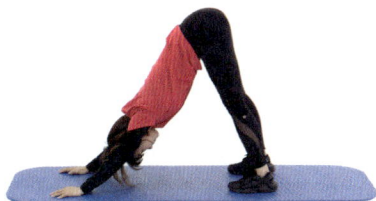

每组 8 ~ 10 次，重复 3 ~ 4
组，组间间歇 30 秒

▲ 第 033 页

站姿臀部触墙训练

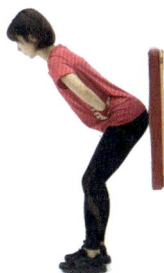

每组 8 ~ 10 次，重复
2 ~ 3 组，组间间歇 30 秒

▲ 第 051 页

髋关节铰链单腿动作模式训练

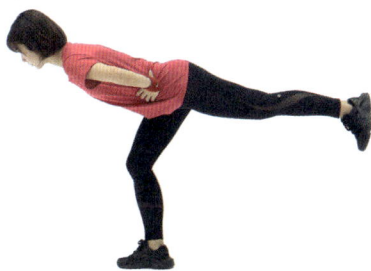

每组 8 ~ 10 次，重复
2 ~ 3 组，组间间歇 30 秒

▲ 第 053 页

锻炼计划 ② 🕐 手术结束，让腰腿放松一下

坐姿麻花拉伸

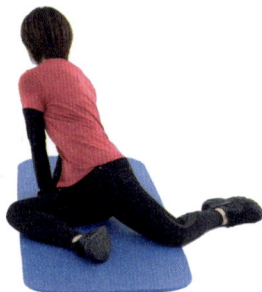

每侧 8 ~ 10 次 / 组，重复
3 ~ 4 组，组间间歇 30 秒

▲第 035 页

静态拉伸髂腰肌

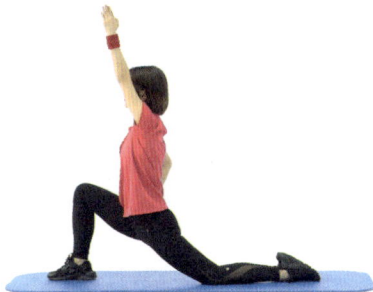

每侧 20 ~ 30 秒 / 组，
重复 3 ~ 4 组，组间间歇 30 秒

▲第 044 页

静态牵拉臀肌训练

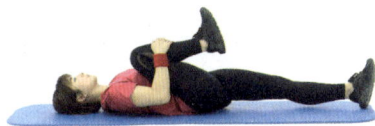

每侧 20 ~ 30 秒 / 组，
重复 3 ~ 4 组，组间间歇 30 秒

▲第 043 页

静态拉伸大腿后侧训练

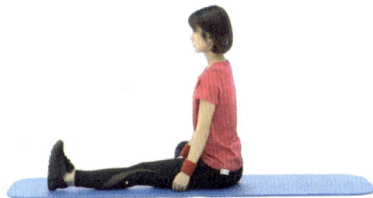

每侧 20 ~ 30 秒 / 组，重复
3 ~ 4 组，组间间歇 30 秒

▲第 048 页

静态拉伸大腿内侧训练

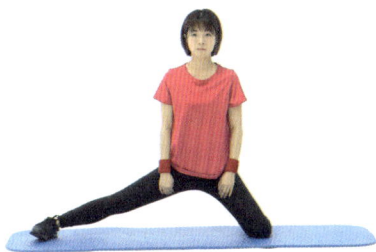

每侧 20 ~ 30 秒 / 组，重复
3 ~ 4 组，组间间歇 30 秒

▲ 第 049 页

静态拉伸大腿前侧训练

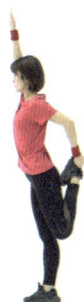

每侧 20 ~ 30 秒 / 组，重复
3 ~ 4 组，组间间歇 30 秒

▲ 第 047 页

静态拉伸大腿外侧训练

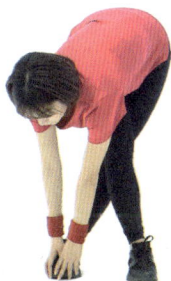

每侧 20 ~ 30 秒 / 组，重复
3 ~ 4 组，组间间歇 30 秒

▲ 第 050 页

静态拉伸梨状肌（跪坐姿势）

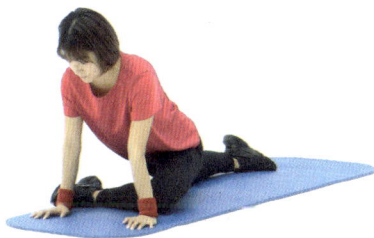

每侧 20 ~ 30 秒 / 组，重复
3 ~ 4 组，组间间歇 30 秒

▲ 第 046 页

锻炼计划 ③ 午休时抽空安排一个腰部放松操

鳄鱼式呼吸

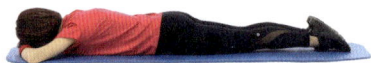

做 10 ~ 15 次，吸气大约用时 4 秒，然后屏气 2 秒，呼气大约用时 6 秒

▲ 第 029 页

泡沫轴滚压大腿前侧训练

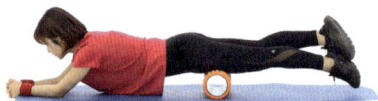

每组 30 ~ 60 秒，重复 3 ~ 4 组，组间间歇 30 秒

▲ 第 038 页

筋膜球按压梨状肌扳机点训练

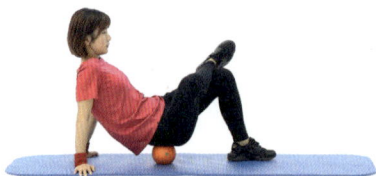

每侧 30 ~ 60 秒 / 组，重复 3 ~ 4 组，组间间歇 30 秒

▲ 第 042 页

静态拉伸髂腰肌

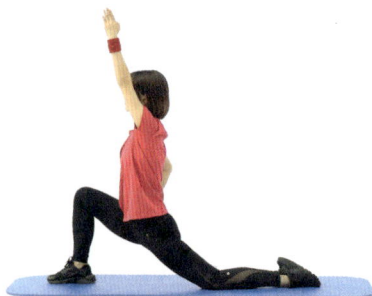

每侧 20 ~ 30 秒 / 组，重复 3 ~ 4 组，组间间歇 30 秒

▲ 第 044 页

静态拉伸梨状肌（仰卧姿势）

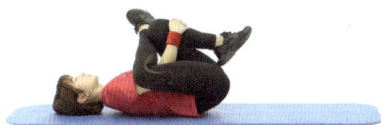

每侧 20 ～ 30 秒 / 组，重复
3 ～ 4 组，组间间歇 30 秒

▲ 第 045 页

静态仰卧挺髋训练

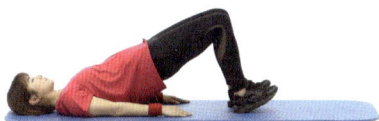

每侧 20 ～ 30 秒 / 组，重复
3 ～ 4 组，组间间歇 30 秒

▲ 第 056 页

动态仰卧肢体伸展训练

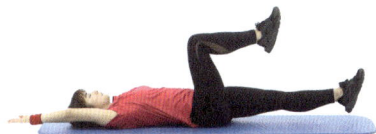

每侧 8 ～ 10 次 / 组，重复
3 ～ 4 组，组间间歇 30 秒

▲ 第 058 页

动态俯卧肢体伸展训练

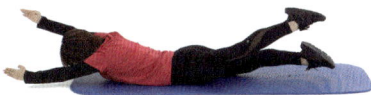

每侧 8 ～ 10 次 / 组，重复
3 ～ 4 组，组间间歇 30 秒

▲ 第 059 页

锻炼计划 ④ ⏰ 下班后给自己安排强化腰部的练习

90-90 呼吸

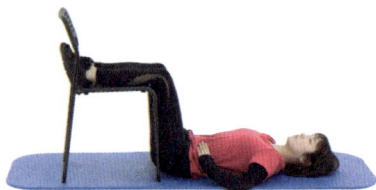

做 10 ~ 15 次，吸气大约用时 4 秒，然后
屏气 2 秒，呼气大约用时 6 秒

▲ 第 030 页

泡沫轴滚压胸椎周围软组织

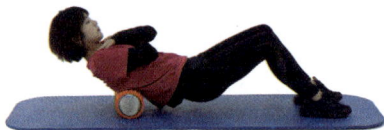

每组 30 ~ 60 秒，重复 3 ~ 4
组，组间间歇 30 秒

▲ 第 031 页

筋膜球按压梨状肌扳机点训练

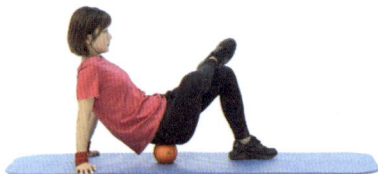

每侧 30 ~ 60 秒 / 组，重复
3 ~ 4 组，组间间歇 30 秒

▲ 第 042 页

静态自身对抗训练

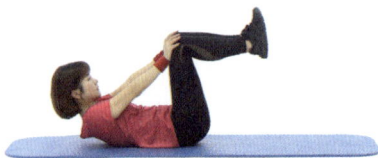

保持 20 ~ 30 秒 / 组，重复
3 ~ 4 组，组间间歇 30 秒

▲ 第 057 页

静态仰卧挺髋训练

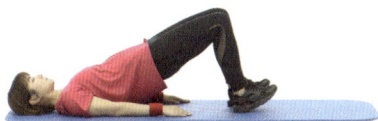

每侧 20 ～ 30 秒 / 组，重复
3 ～ 4 组，组间间歇 30 秒

▲ 第 056 页

静态侧向平板支撑训练

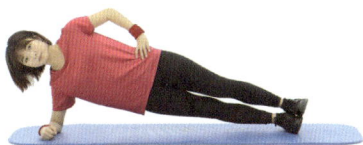

每侧 20 ～ 30 秒 / 组，重复
3 ～ 4 组，组间间歇 30 秒

▲ 第 055 页

动态四点支撑肢体伸展训练

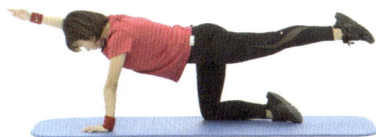

每侧 8 ～ 10 次 / 组，重复
3 ～ 4 组，组间间歇 30 秒

▲ 第 060 页

站姿抬臂髋关节铰链训练

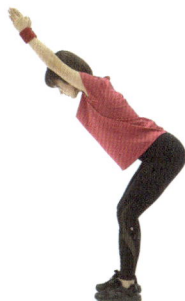

每组 8 ～ 10 次，重复
2 ～ 3 组，组间间歇 30 秒

▲ 第 052 页

第 5 章
关于腰痛，医护人员还需要了解这些

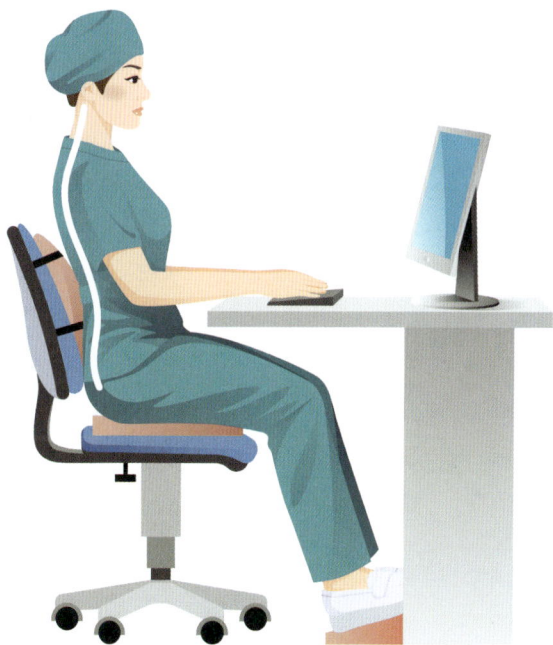

05
CHAPTER

5.1 发生急性损伤，应该如何处理

++

5.1.1 急性腰部损伤的表现及预防

急性腰部损伤常发生于搬抬重物腰部肌肉强力收缩时，肌肉、筋膜、韧带等突然受到牵拉而引起急性撕裂，出现腰部持续性剧痛。有时候当时并无明显痛感，但休息后次日感到腰部疼痛。

腰部扭伤以后，一般会有腰部活动受限，表现为腰部不能挺直，弯曲也有明显受限，咳嗽、打喷嚏、大小便时可使疼痛加剧。

预防腰部扭伤，要注意掌握正确的姿势。本书第 2 章（第 022 页）已经介绍了搬运重物时的正确动作，请务必遵照执行，以降低受伤的风险。

如果有条件，搬运重物时还应佩戴护腰，以协助稳定腰椎，增强肌肉工作效能。若在寒冷潮湿环境中工作，工作后应洗热水澡以祛除寒湿、消除疲劳。弯腰工作一段时间后，要及时变换姿势，放松腰部肌肉，尽量避免过长时间以弯腰强迫性姿势工作。

5.1.2 急性腰部损伤的处理

发生急性腰部扭伤以后，可能会出现腰痛，难以活动，此时一定要卧床休息。卧床休息可以让脊柱小关节和椎间盘的压力降到最低，卧床时可以在双腿之间或者膝关节下方放置软垫（见图 5-1），保持膝关节轻微屈曲状态，这种姿势可以让腰椎椎旁肌肉张力降到最低。

腰部扭伤尤其是比较严重的拉伤后，如果腰部肌肉明显肿胀，在早期（一般 72 小时内）主要采用冷敷的方法。冷敷能促进毛细血管收缩，减

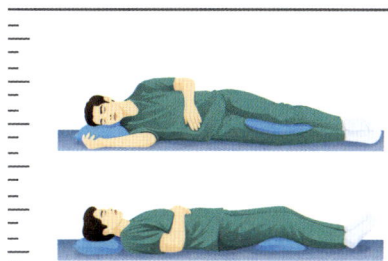

图 5-1

急性腰部扭伤适合的休息姿势

少局部的出血，从而减轻肿胀，还可以降低神经的痛感。如果是长时间不良姿势导致的腰肌痉挛，可以采用热敷的方法，促进局部毛细血管扩张，减轻肌肉痉挛。

腰部扭伤后，局部可以外贴膏药，如果痛感明显，也可以短期口服消炎镇痛药物，以减轻疼痛症状。

5.1.3 急性腰部损伤后的自我评估

根据腰痛的诱发因素和症状，在发生急性腰部损伤后，进行初步自我评估。

1. 疼痛程度。疼痛程度较轻，腰部活动无明显受限，休息后疼痛明显减轻，一般可以继续休息观察。疼痛程度较重，腰部活动明显受限，疼痛影响睡眠，即使休息仍然没有减轻，可能需要去医院就诊。

2. 疼痛位置。疼痛位于腰椎两侧，常常为腰肌损伤，疼痛位于腰椎中央棘突间隙，局部有明显的压痛点，可能是棘上韧带炎。疼痛位置较深，影响站立，咳嗽、打喷嚏时疼痛明显加重，伴有臀部和腿部放射，可能是腰椎间盘突出。

3. 食欲、大小便、睡眠是否受影响。如果出现食欲明显不振、大小便困难或控制不住，难以入睡，可能需要去医院就诊。

4. 腿部和足部力量判断。如果出现一侧肢体的足部或者腿部力量明显减弱，或者腿部皮肤有过电感、麻木感，可能需要去医院就诊。

5. 直腿抬高试验。平躺伸直腿部，逐渐抬高腿部，正常可抬高至 60 度以上，如果抬高不足 60 度就有腿部后方的放射性疼痛，往往提示神经根可能受压（见图 5-2），建议寻求专业医生的帮助。

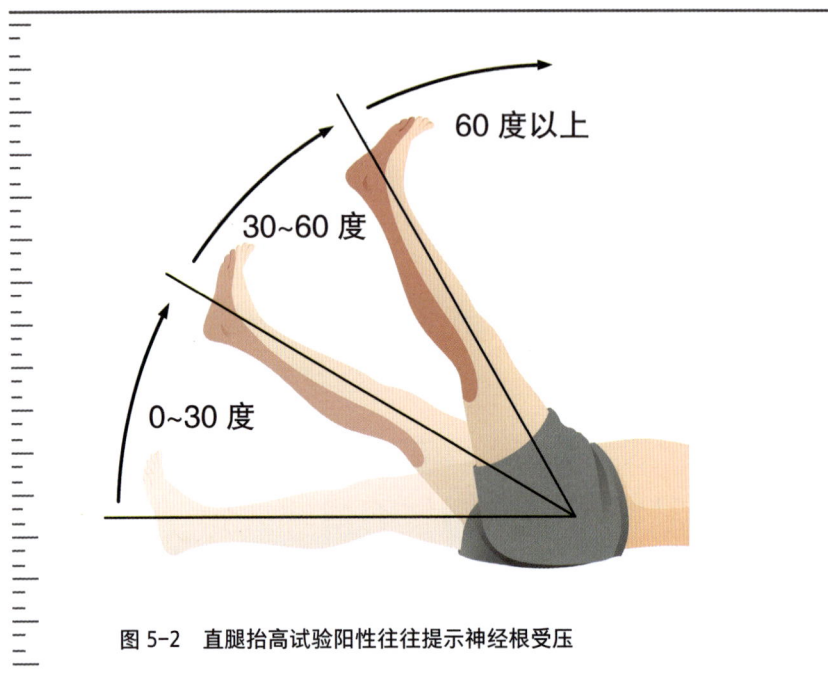

60 度以上

30~60 度

0~30 度

图 5-2　直腿抬高试验阳性往往提示神经根受压

5.2 如何选择和使用护具

+ +

5.2.1 腰部护具的分类和功能

腰部护具根据不同的材质可分为软支具和硬支具两大类（见图5-3）。一般来说，如果是软组织损伤，软支具就可以，但如果是腰椎骨折或者其他严重的损伤，更推荐使用硬支具。部分软支具后方有金属条，可以提供额外的支撑功能，支撑性介于软支具和硬支具之间。

腰部护具一般的范围为双侧肋缘到骨盆，应松紧适宜。如果是胸腰段疼痛或者胸椎部位损伤，护具的范围应该为双侧腋下到骨盆。

腰部护具可限制腰椎活动，防止腰椎过多活动，还可以为腰椎提供外部支撑，从而减轻疼痛。卧床时因为腰椎受力少，一般不需要佩戴护具。

以下情况建议使用腰部护具。

1. 急性腰痛发作期；

2. 需要长时间保持同一姿势的工作或者搬运重物时；

3. 腰椎手术后。

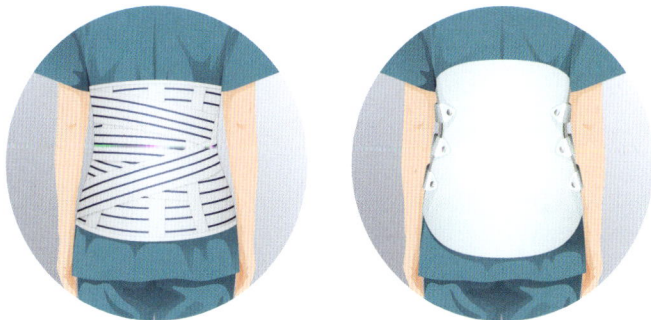

图 5-3　腰部护具常见类型

5.2.2 佩戴腰部护具的注意事项

1. 急性腰痛症状缓解后逐步去掉护具，恢复腰部的正常负重和运动功能，防止肌肉萎缩。

2. 慢性腰痛尽量避免长时间佩戴，佩戴护具要和运动锻炼相结合。

3. 腰椎术后佩戴护具的时间一般为 6 ~ 12 周，具体根据医生的建议。

4. 上腰椎或者胸腰段疼痛或者损伤时，要佩戴胸腰护具，范围从双侧腋下到骨盆（见图 5-4）。

5. 如果有腿部放射痛，单纯佩戴腰部护具效果欠佳。

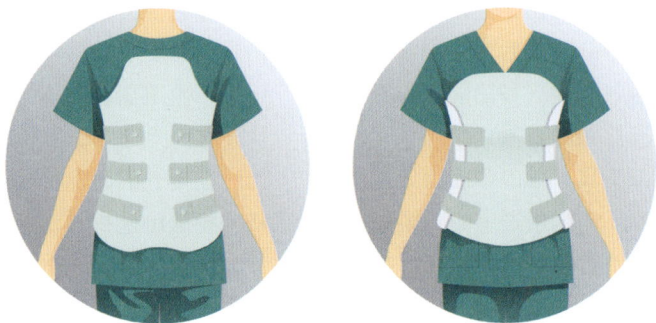

图 5-4　适用于胸腰段或者胸椎损伤的胸腰椎护具

5.2.3　选择合适的座椅和腰部靠枕

1. 久坐时，腰部肌肉始终处于紧张状态，容易导致腰肌劳损。

2. 选择合适的人体工学座椅，或者合理使用腰部靠枕，可以增加坐位时腰部的支撑，保持腰椎前凸，预防腰肌劳损和腰椎间盘突出（见图 5-5）。

3. 座椅靠背或者腰部靠枕应该柔软有弹性，材质太硬会导致局部棘突受摩擦而出现韧带炎，材质太软又缺乏支撑性。

4. 由于每个人的腰前凸不同，所以请选择适合自己腰前凸的座椅和靠枕。

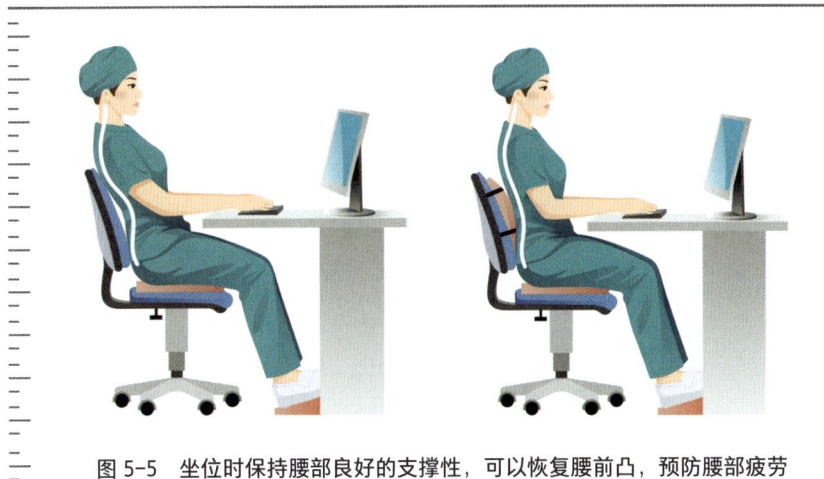

图 5-5　坐位时保持腰部良好的支撑性，可以恢复腰前凸，预防腰部疲劳

5.3

腰痛应该做
哪些检查

+ +

一般来说，腰痛如果出现以下情况，可能就需要进行影像学检查。

腰部严重外伤时

腰部疼痛严重，休息一段时间不能缓解

咳嗽、打喷嚏时腰痛加重

伴有双下肢疼痛、麻木

大小便控制不佳

5.3.1 腰椎 X 线检查介绍

一般腰痛首选腰椎正侧位 X 线检查（见图 5-6）。X 线检查的优点是简单快捷经济，在多数医院不需要预约，不需要空腹，当天可以得到检查结果。腰椎正侧位 X 线可以看到腰椎骨性结构的全貌，

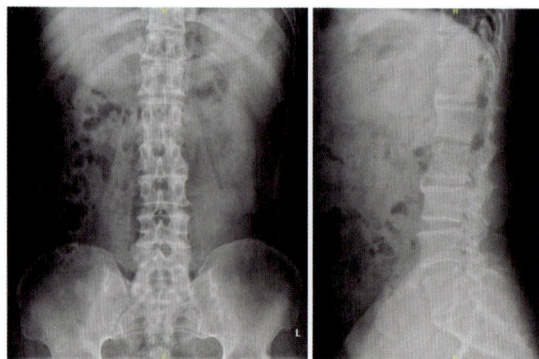

图 5-6　腰椎正侧位 X 线

评估有没有腰椎侧弯、腰椎滑脱、腰椎压缩性骨折。通过观察椎间隙的高度变化，也可以间接评估椎间盘有没有退变或者突出。

腰椎 X 线的缺点是对软组织显示欠佳，不能直接观察腰椎间盘和腰椎管内部的神经结构。腰椎 X 线具有少量辐射，对正常人群身体影响较小，但是孕妇或者备孕人群需要慎重进行此项检查。

5.3.2　腰椎磁共振（MRI）检查介绍

腰椎磁共振是利用磁场进行显像，磁共振的优点是能够清晰显示软组织，包括腰椎间盘、腰部肌肉筋膜、椎管内的神经结构（见图 5-7）。磁共振没有辐射，特殊人群如孕妇或者备孕人群也可以进行此项检查。

腰椎磁共振的缺点是检查相对费时，多数医院检查都需要预约，检查时需要平躺 20 ～ 30 分钟，如果腰痛严重，可能难以耐受固定的姿势。磁共振检查的空间相对密闭，噪声较大，具有幽闭恐惧症的人群难以耐受。体内有金属时，一般需要明确金属内植物是否具有铁磁性，是否可以行磁共振检查。

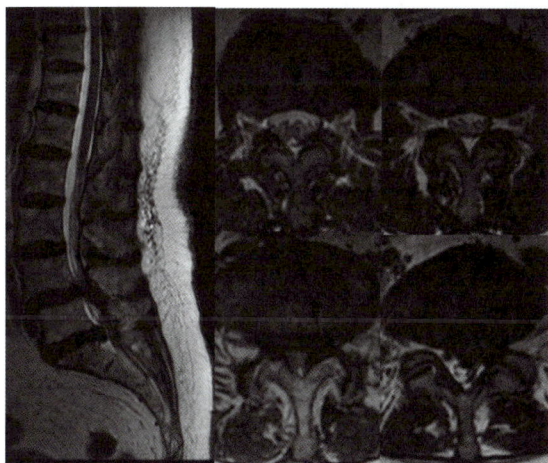

图 5-7　腰椎磁共振检查能够清晰地显示软组织，包括腰椎间盘、腰部肌肉筋膜、椎管内的神经结构

5.3.3 腰椎 CT 检查介绍

腰椎 CT 相比腰椎 X 线，能够更加清晰地显示腰椎骨性结构（见图 5-8）。腰椎 CT 的优点是检查快，一般几分钟就可以完成检查。腰痛多数选择平扫 CT 即可，不需要增强检查，也就是不需要注射药物。腰椎 CT 也可以显示腰椎间盘、硬膜囊等椎管内结构，但是不如磁共振清晰。腰椎 CT 对骨性组织和软组织的区分度较高，因此能够鉴别腰椎间盘突出是否伴有钙化。

腰椎 CT 的缺点是辐射量较大，因此特殊人群要尽量慎重选择，健康人群也要控制每年检查的次数。

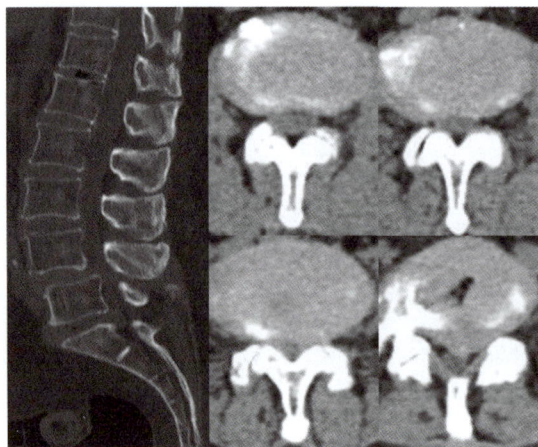

图 5-8　腰椎 CT 可以清晰地显示骨结构，同时也能显示部分软组织

案例分享

某军队医院护士的腰部功能强化训练体验

本人陈述：腰部慢性疼痛的问题已经困扰我很多年了。2018 年 3 月，我在搬运病人时突然感到腰部剧痛，经检查诊断为第四节、第五节腰椎椎间盘突出，以及第五节腰椎、骶椎椎间盘突出。骨科医生建议我进行手术，但是我不想做手术，最终选择进行保守治疗，即服用药物并结合理疗。经过两周的治疗和休息，我的腰部疼痛有所改善（但依旧明显），能够慢慢下地行走。

后来，我在机缘巧合下参加了闫琪博士的运动处方讲座。闫琪博士在讲座中讲解了功能训练的理念，并且为了能让大家更好地理解功能训练的效果，选择进行现场演示。我很幸运地被选中成为示范案例。

闫琪博士首先对我的腰部问题进行了简单的评估，并得出以下结果：站姿时，腰部疼痛的等级为 4 级左右；前屈和旋转时，腰部疼痛的等级达到 7 级以上；腰部完全无法进行后伸；胸椎的灵活性很差，并且伴有 5 级左右的明显疼痛。

闫琪博士坦白地告诉我问题比较严重，仍要以休息和医学治疗为主，但可以通过进行安全的功能训练加快恢复的进程。闫琪博士开始教我进行仰卧位的腹式呼吸训练。在完成 2 组呼吸训练之后，我的胸椎灵活性奇迹般地改善了许多，疼痛也明显减轻至 2 级左右，原先紧绷的身体感到了轻松和舒展。2 组简单的呼吸训练竟有这么明显的效果，这使我第一次体会到功能训练的神奇，同时也大大增强了我主动锻炼的信心。然后，闫琪博士指导我进行了一系列安全的胸椎松解训练、臀肌松解训练和胸椎旋转训练。在此过程中，我能明显感觉到腰部的活动范围在逐渐增大，疼痛也在逐渐减轻。经过 40 多分钟的练习后，闫琪博士再次对我的腰部问题进行了评估，并得出以下结果：站姿和前屈时，腰部几乎没有疼痛感；前屈的幅度增大，疼痛等级降低至 2 ~ 3 级。

这次的亲身实践让我建立了通过科学的锻炼来改善腰部症状的信心。此后的两周，我按照闫琪博士提出的训练步骤，每天坚持进行练习，有效改善了腰部的症状，甚至恢复了正常的工作。在一次出差过程中，我突然发现即使坐3个多小时的飞机，以及每天长时间保持坐姿，我的腰也没有出现疼痛。要知道之前即使是没有出现椎间盘突出的问题时，长期久坐也会导致我的腰部产生明显的疼痛。

这些简单的功能强化训练方法不仅缓解甚至消除了我的腰部疼痛，而且让腰部变得更加稳固。在经过一段时间的锻炼后，我参加了全军文职人员的体能测试并通过了所有的科目，包括仰卧起坐、3000米这些之前对我来说很困难的项目。当时的我非常兴奋，第一时间就将这个好消息告诉了闫琪博士。正是这些简单实用的功能训练方法帮助我减轻了腰部疼痛，让我的工作和生活变得更有活力！

▶▶ 案例分享2 某运动队队医的腰部功能强化训练体验

本人陈述：我从前是一名跳高运动员，因腰部损伤不得不退役。然而，退役后，腰痛问题依然困扰了我多年，成为生活中的一大难题。

2024年，我有幸参加了国家体育总局举办的"运动疲劳恢复与伤病防治"专题培训班。当时，我的腰痛非常严重，甚至无法长时间坐着听课，只能在会场里坐一会儿，再到会场后边站一会儿，反复交替。闫琪老师注意到了我的情况，主动为我进行了现场处理。通过一系列针对性的功能训练，我的腰痛得到了显著改善。当晚，我按照闫琪老师给出的运动处方进行练习，做臀桥时，原本疼痛的部位虽然还有些感觉，但不再是那种难以忍受的疼痛。练习结束后，我的睡眠质量明显提升，第二天早上醒来时，感觉整个人轻松了许多，仿佛卸下了多年的负担。

此后，我坚持进行腰部功能训练。两个月后，我因工作需要出差，每天要坐三四个小时的长途车，但腰部只是有轻微的不适，再也没有出现以往的疼痛问题。这一切的改变，都离不开闫琪老师的悉心指导和科学的训练方法。衷心感谢闫琪老师，帮助我重新找回了健康与活力！

作者简介

闫琪

国家体育总局体育科学研究所研究员，博士，中国老年医学学会运动健康分会常委；美国国家体能协会认证体能训练专家（CSCS）；国家体育总局备战奥运会体能训练专家组成员；国家体育总局教练员学院体能训练培训讲师；多名奥运会冠军运动员的体能教练；中国人民解放军某飞行人员训练伤防治中心专家；曾多次到不同部队进行讲座和提供体能训练指导；获"科技奥运先进个人"荣誉称号和"全国体育事业突出贡献奖"等奖项；主编《膝关节功能强化训练：预防损伤、缓解慢性疼痛与提升运动表现》《腰部功能强化训练：预防损伤、缓解慢性疼痛与提升运动表现》等多部图书。

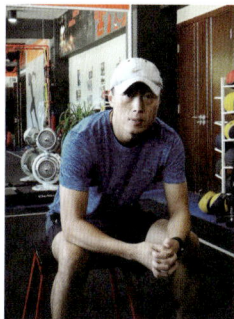

董玉雷

毕业于清华大学医学部－北京协和医学院，医学博士，现任北京协和医院骨科副主任医师，主要专业为脊柱外科，擅长各类复杂脊柱外科手术，尤其对腰椎疾病保守和手术治疗、脊柱侧弯的诊治方面具有丰富的临床经验。主持多项科研基金，以第一作者发表 SCI 期刊收录论文 20 余篇，目前担任中华预防医学会脊柱疾病预防与控制专业委员会秘书，中国康复医学会骨质疏松专委会青年委员会委员，北京医学会骨科分会骨科基础专业组委员等。

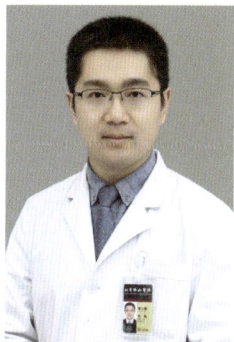